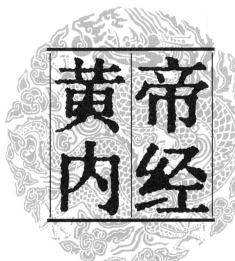

六气顺时养生法

杨力 ——— 主编

中国中医科学院教授、博士生导师

中央电视台《百家讲坛》特邀专家

江苏凤凰科学技术出版社·南京

图书在版编目（CIP）数据

黄帝内经六气顺时养生法 / 杨力主编. — 南京：江苏凤凰
科学技术出版社，2022.8（2023.12 重印）

ISBN 978-7-5713-2870-2

Ⅰ.①黄… Ⅱ.①杨… Ⅲ.①养生（中医）– 基本知识
Ⅳ.① R212

中国版本图书馆 CIP 数据核字（2022）第 051514 号

黄帝内经六气顺时养生法

主 编	杨 力	
责 任 编 辑	汪玲娟　钱新艳	
责 任 校 对	仲 敏	
责 任 监 制	刘文洋	

出 版 发 行	江苏凤凰科学技术出版社
出版社地址	南京市湖南路 1 号 A 楼，邮编：210009
出版社网址	http://www.pspress.cn
印 刷	南京海兴印务有限公司

开 本	718 mm×1 000 mm　1/16
印 张	12.5
字 数	200 000
版 次	2022 年 8 月第 1 版
印 次	2023 年 12 月第 2 次印刷

标 准 书 号	ISBN 978-7-5713-2870-2
定 价	39.80 元

图书如有印装质量问题，可随时向我社印务部调换。

养好六气与长寿奥秘

人活一口气，这口气和天地之气密切相关，生命来源于宇宙气化，正如《易经》所说："天地氤氲，万物化醇，男女构精，万物化生。"指出生命和万物一样产生于宇宙气化。《黄帝内经》也说："天地合气，命之曰人"。

具体而言，人的生老病老死都和大自然的风、寒、暑、湿、燥、火六气密切相关。然而六气养人也伤人，因为人的生老病死都离不开六气的影响，尤其人的许多疾病都是六气惹的祸，所以养好六气才能活过百岁，才能健康长寿。那么要怎样才能养好六气呢？本书从防风、御寒、避暑、祛湿、润燥、清火等方面，揭晓养好六气的秘诀，并提出长寿的奥秘在于顺应四时变化。

书中把调养六气和人的五种生理体质即风体、寒体、火体、燥体、湿体相结合，从而把养六气和长寿的秘诀升华到了很高的养生境界，让人读了眼界大开。所以，这是一部养生益寿的好书，特向广大读者推荐。

最后，祝14亿中国人健康长寿，活过100岁！

2021 年 11 月 24 日于北京

目录
CONTENTS

活得长活得好的奥秘：
绪论 防六气变"六害"

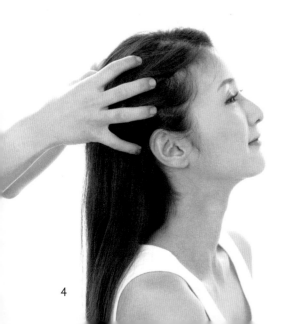

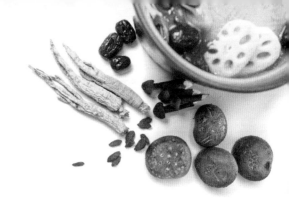

防风

风为百病之长，长寿首当躲风邪

御寒

寒邪伤肾损阳气，防寒保暖活百岁

第三章 避暑

暑邪扰心神，避之有道防"凶险"

第六章

清火
百病皆因"火"生

第七章 除病根
许多慢性病都是"六害"惹的祸

活得长活得好的奥秘：防六气变『六害』

认识自然界的"六气"

　　只要我们平时多加留意就会发现，中医养生防病的许多道理都和自然界的气候息息相关。风、寒、暑、湿、燥、火是大自然的六种气候环境，简称为"六气"。

　　生活中的常见病很多都离不开这六种气候的影响。

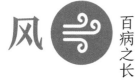

风　百病之长

中医认为，风是"百病之始"，又称为"百病之长"。换句话说，风就是各种疾病产生的源头。不少人都有过这样的经历："昨晚开着空调睡觉，早上起来就嗓子疼""一吹风，胃就受不了""昨天受了风，今天就感冒了"……这些症状都有一个共同的特点：受风了。由此可见，风的危害真不小。所以古人有"避风如避箭""神仙也怕脑后风"等说法。

寒　古人畏寒如畏毒

"天一冷，我的老寒腿就开始痛""着凉了，肚子痛""上次月经刚来的时候吃了冷饮，这次痛经了"……这些病症有一个共同点，就是受了寒。用中医的话说，是感受了寒邪。中医认为寒邪往往是致病的源头。小到冻疮，大到痛经、胃炎、风湿，都有寒邪的"魅影"。因此，古人对寒邪是诚惶诚恐的，会像躲避毒药一样躲避寒邪。

暑　中暑邪，如中矢石

夏天炎热的时候暑邪猖獗，我们的身体就会出现头晕恶心、消化不良、胃肠不适、睡眠不安等问题。正因为暑邪狠毒，所以古人称暑邪伤人"如矢石之中人也"。矢石，是古代守城用的兵器，杀伤力大，且易一击毙命。对付暑邪，古人的方法是"避"。

杨力教授提示

什么是中医学的五运六气

五运六气是根据宇宙运动产生的气化而总结出来的规律。实际上是古人对自然界天气气候变化的一种预测和解释。古人认为，自然界气候的变化是天地相互作用的结果。

五运就是木、火、土、金、水，依木（春风温）、火（夏暑热）、土（长夏雨湿）、金（秋凉燥）、水（冬寒）五行性质顺序相生，由地气所主。一年共有五运，分五步，每步73天，气候会有这样的变化。所谓的六气，指的就是风、寒、暑、湿、燥、火，它分六步，每步61天，与大地相关，从而影响万物生长。五运和六气二者相结合，就形成了气候的变化。它根据每一年地球的运转，去探讨天影响大地而产生的气候变化，进一步去说明我们人体可能会发生什么样的疾病，我们怎么去预防和养生。这就是所谓的“五运六气”。

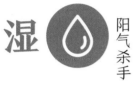

湿　阳气杀手

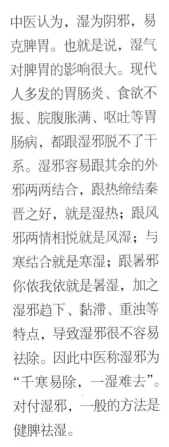

中医认为，湿为阴邪，易克脾胃。也就是说，湿气对脾胃的影响很大。现代人多发的胃肠炎、食欲不振、脘腹胀满、呕吐等胃肠病，都跟湿邪脱不了干系。湿邪容易跟其余的外邪两两结合，跟热缔结秦晋之好，就是湿热；跟风邪两情相悦就是风湿；与寒结合就是寒湿；跟暑邪你侬我侬就是暑湿，加之湿邪趋下、黏滞、重浊等特点，导致湿邪很不容易祛除。因此中医称湿邪为“千寒易除，一湿难去”。对付湿邪，一般的方法是健脾祛湿。

燥　肺的克星

生活中，经常会出现与“干”相关的字眼，比如“皮肤干”“头发干”“嗓子干”“大便干”……这里所说的“干”，都是燥邪引起的。燥邪最容易伤肺，在人体内位居“宰相”的肺，势必娇贵，所以肺部又被称为“娇脏”。娇贵的肺喜欢湿润而恶燥，所以燥邪入侵时，肺最容易受伤。对付燥邪，不同病症有不同医治的方法，但万变不离“润”。

火　百病之源

在生活中，许多人经常会遇到这种场景：发现自己嘴里长泡，舌头生疮，牙痛，牙龈出血，身体燥热，而且大便干燥……去医院检查，医生说是“上火了”。这里的火就是火邪。“病”字，上面是具病字框，下面是个“丙”字，在我们中国传统文化中，“丙”对应的就是火。由此可见，火邪是百病之源，所以不能等闲视之。我们要想扑灭火邪，最好的办法就是“清火”。

风寒暑湿燥火，养人也伤人

中医的五运六气学说，将一年分为风、寒、暑、湿、燥、火六气，如果顺应气候去养生，就可以健康长寿；但是这六种气一旦过度，就会变成"六淫"（"淫"指太过），成为疾病的导火索。所以对待"六淫"，我们需要小心谨慎。

乾隆皇帝是怎么获得长寿的

相传，清代的乾隆皇帝在承德避暑山庄时，曾经微服私访。他见一位老翁精神矍铄、红光满面，便问老人多大年龄。老翁回答说，已经百余岁。乾隆皇帝虚心讨教养生的秘诀，老翁说，没有别的特殊方法，只不过自己能顺应气候而已。"寒欲见著，热欲渐脱。腰腹下至足胫欲得常温，胸上至头欲得稍凉。凉不至冻，温不至燥"。这段话的意思就是，天气冷了多穿衣服，天气暖了慢慢脱衣。腰腹以下注意保暖，胸脯至头部可适当多一些凉意。但是凉意不要变成冰冻感，温暖也不能变成燥热不适。

虽然传说的真实性不可考，乾隆皇帝究竟是否采纳老者的养生方法也不可考，但是乾隆皇帝的确是帝王中长寿的佼佼者，这和他注重养生密不可分。

顺应气候变化，别让六气变成"六害"

风寒暑湿燥火，养人也伤人。顺应六气去养生，就能健康得寿；六气太过就容易变成"六淫"，容易损伤人体而致病。

自然界的六气，是不以人的意志为转移的客观存在。虽然我们改变不了气候，但是我们能改变应对气候的态度，从而达到顺应气候规律养生的效果。唐代学者王冰在《黄帝内经·素问注》中说："养生者必敬顺天时。"养生如果能符合气候的变化，做到"避风""御寒""消暑""祛湿""润燥""清火"，就有利于我们身体"正气内存"，从而达到"邪不可干"的效果。

大多数疾病，
都离不开"六气"侵扰

中医如何看待疾病的形成呢？《黄帝内经》说："夫百病之始生者，必起于燥湿、寒暑、风雪、阴阳、喜怒、饮食、居处。"这说明疾病形成的关键因素，离不开自然界六种气候（风、寒、暑、湿、燥、火）的影响，六气太过就会变成"六害"伤人。

"六气"致病的条件一：非其时，气候不寒反暖

随着全球气候变暖，近年来曾出现过多个"暖冬"。本来冬天应该冷，可是却温暖了，这意味着什么呢？意味着许多本来应该被冰冻的东西释放出来，解冻了。非其时，不是春天，可是气候却温暖了，那么有些东西就被解冻了，就开始蠢蠢欲动，给了它们繁殖活跃的机会。那么，人体在这个时候会有什么改变呢？本来应该冷，我们腠理（皮肤、肌肉的纹理）应该收紧致密，但身体以为春天来了，毛孔开始松懈、张开，从而给外邪提供了进入身体的机会。这就是暖冬的致病因素。

"六气"致病的条件二：
天气稍暖，突然又降温下雨，导致阴寒伤人

天气开始稍微温暖了，但是寒流随时过来，又是降温，又是连续下雨。当你在冬天感觉不到冷，而是有点像春天来了，就在身体毛孔打开的时候，突然又降温下雨，天气阴冷，这个时候阴寒之气就侵入你的身体中。湿、寒、温都是外界气候的变化，是外界环境的一种状态，也是致病因素。

不要在冬天把身体搞成夏天的格局

知道了"六害"致病的条件后，我们就要尽量保护好自己。比如说冬天应该冷却暖的时候，就不要尽情发泄，不要让自己处于那种大汗淋漓的状态。就像有人发热了，问他为什么会发热，他说："晚上锻炼身体，出了许多汗，结果受风了。"这就难怪了，大冬天的，他把自己纳入夏天的格局，挥汗如雨，然后寒风吹来，他就发热了。因此，大家首先别在冬天把自己的身体搞成夏天的格局，否则一旦受风、受寒，身体就会抵抗不住，会出许多问题。

饮食上要学会躲避寒湿之物

中国古代早就总结出了对付寒湿的方法，比如说华中一带到了冬季会特别阴冷，而阴冷的时候，老百姓吃的往往

在阴冷潮湿的环境中，辣味食物有除寒湿的大功效

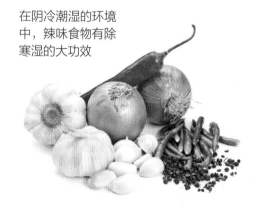

是辣的东西，所以祛除寒湿、燥湿效果不错。但是现代人的生活习惯、饮食习惯已经改变了，尤其是年轻人，喜欢喝冰凉的饮料，即使冬天到饭店点饮品，许多人点的都是凉的，点啤酒也一定要凉的，常温的都不喝。可想而知，现代人的饮食习惯里，伤脾胃的机会很多。所以，许多人的饮食习惯需要改变。

当心空调和暖气

在致病因素中，不但有自然的因素，还有人为的因素，这也是影响健康不可忽略的一个部分。现在很多疾病都是在空调和暖气环境中慢慢产生的。夏天，空调容易产生风、寒和湿；冬天，暖气容易产生燥和火。

《黄帝内经》讲得很清楚，为什么会有天热呢？天热的时候会阳气发散，阳气发散就会把人体内的阴寒释放出来。因为人要吃五谷杂粮，身体里面会有阴寒。阴寒要凭借什么力量发散出去呢？天地的力量——夏天。

夏季来了，大家的毛孔就会打开，然后天气炎热，大家又要适当劳作、运动，自然就会出汗，出汗本身就是排毒的过程，这是肌体在调整。但现在许多人把空调温度设置得很低，人的阳气就会往里走，而不会往外去。这就叫作"逆"，因为跟自然的道路相反了，人就容易被疾病盯上。

长寿就是
顺应四时变化去养生

据说"初唐四杰"之一的卢照邻很崇敬孙思邈，拜他为师。卢照邻向孙思邈请教养生之道："您能将身体保养得这么好，又治愈了那么多疑难杂症，是怎样做到的呢？"孙思邈的回答很精彩，他说："对天道变化了如指掌的人，必然可以参政于人事；对人体疾病了解透彻的人也必须根源于天道变化的规律。天候有四季，这是天道的规律，人也应该顺应四时的变化，这是养生、治病的关键。"养生要得长寿，就要和天时气候同步。

春天，要好好接地气

《黄帝内经》说："春三月，此谓发陈，天地俱生，万物以荣，夜卧早起。"意思是说，立春开始后自然界生机勃发，万物欣欣向荣，此时人们应当顺应自然界生机之景，早睡早起。春天到来时，人体的阳气开始生发，皮肤舒展，末梢血液供应增多，汗腺分泌也会增多，身体各器官负荷加大，而中枢神经系统却产生一种镇静、催眠的作用，肢体容易困倦。这时切不可贪睡懒觉，因为它不利于阳气升发。

中医认为"久卧伤气"，因为久卧会造成气血运行不畅，经脉僵硬不舒，身体亏损虚弱。因此，在春天要早睡早起，每天睡足 8 小时就够了。早晨起来，经常到室外空气好的树林中去散散步，与自然融为一体。这一良好习惯的养成有助于提高夜间睡眠质量，保证充足的睡眠时间，有助于消除疲劳，减少白天的困倦现象。

清淡食物，陪你一起度夏

夏季气候炎热，人体消化功能较弱，因此要安排清淡易消化的饮食。清淡饮食可以清热解暑、增进食欲，食用新鲜蔬菜、水果，既能满足人体所需营养，又能防止中暑。绿豆汤、杂粮粥、酸梅汤等，既可以清热开胃，又可以降温防暑。

夏天，吃太多的辛辣肥腻食品容易使脾胃损伤，引发疮疖；吃太多甜食，容易导致肥胖、高脂血症，甚至糖尿病；饮食过咸，容易使血压异常；熏烤、煎炸之品更要少吃，防止癌症隐患潜藏。

饮食清淡，不等于一味吃素。专吃素食会造成营养失衡，所以要保证营养平衡，就要做到荤素搭配。因夏天时常流汗，体内会丢失盐及钾离子，出现酸多碱少的现象。要维持正常的 pH 值就要适当吃一些碱性食物，如丝瓜、冬瓜、苦瓜、西瓜、黄瓜、海带等，这些食物不但有利于体内酸碱平衡，还有防暑、祛湿、消除疲劳的作用。

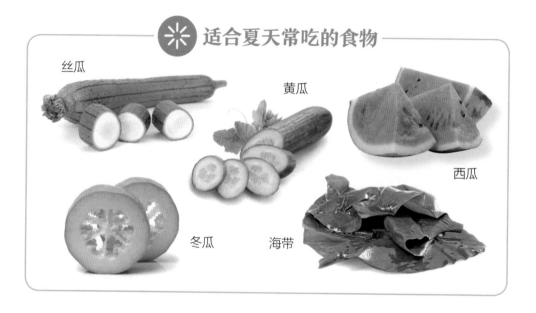

☀ 适合夏天常吃的食物

丝瓜

黄瓜

西瓜

冬瓜　　海带

秋干物燥，要学会养阴

秋天容易干燥，燥气容易损伤人体津液，从而出现口干、咽干、唇干、鼻干、舌干少津、大便干结、皮肤干裂等症状。秋天，该如何来养阴防燥呢？

元代医学家忽思慧在《饮膳正要》中说："秋气燥，宜食麻润其燥。"因此，秋天应多吃芝麻、蜂蜜、银耳、青菜等柔润食物，以及梨、葡萄、香蕉等水分丰富、滋阴润肺的水果。

起居上，要早睡早起。早睡可以养阴，晨起可呼吸新鲜空气，使机体津液充足、精力充沛。

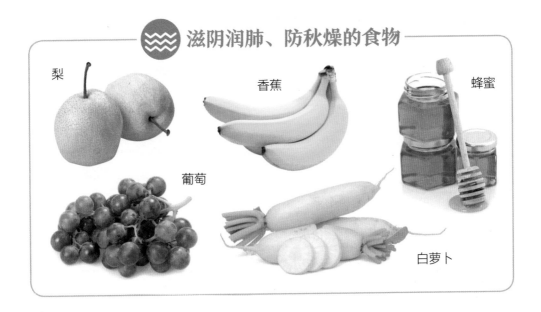

滋阴润肺、防秋燥的食物

梨

香蕉

蜂蜜

葡萄

白萝卜

冬季，敛阴护阳、学会"闭藏"

在冬季，动植物多以冬眠状态养精蓄锐，为来年生长做准备。人体也要顺应自然界特点而适当减少活动，以免惊扰阳气、损伤肾精。所以，养生学提倡人们在冬季早睡晚起，这有利于阳气的潜藏和肾精的积蓄，有益于健康长寿。

现代科学研究表明，冬季早睡晚起可避免低温和冷空气对人体的侵袭而引发呼吸系统疾病，同时也可以避免因严寒刺激诱发的心脑血管疾病。充足的睡眠还有利于人体的体力恢复和免疫功能的增强，有益于预防疾病。

《黄帝内经·素问》里说"阳者卫外而为固也"，就是指人体有抵御外邪的能力，这种能力就是阳气功能的一个方面。

在冬天，天寒地冻的时候，人体最容易受伤的就是体内的阳气。所以，在冬天培补阳气就显得很重要。有一个很好的补阳气的方法——晒后背。中医认为，人体的腹部为阴，背部为阳，晒太阳时晒后背可以起到补阳气的作用。

四季养生之道及作息时间表

季节	气候特点	养生之道	作息时间
春季	暖	养生	夜卧早起
夏季	热	养长	夜卧早起
秋季	凉	养收	早卧早起
冬季	寒	养藏	早卧晚起

五行体质的人
怎么养生得长寿

　　《黄帝内经》根据阴阳五行学说，从人的皮肤色调、外表形态、先天禀性和对外界环境的适应性及耐受性，把人按体质分为水、火、土、金、木五种类型。体质不同，养生的侧重点也各有不同。

水型体质（寒体），宜培补阳气

外形特点	健康状况
通常身体比较胖，中年男子容易出现啤酒肚，皮肤较黑，走路步履不稳，摇肩晃背，行动较为迟缓，且沉默寡言，给人以高深莫测的感觉	要多注意自己的肾、膀胱、脑以及泌尿系统。一旦机体营养失衡，就容易导致以上器官出现病症

水型体质者宜多吃火性食物和动物性食物

　　水型体质的人要多吃火性食物，如猪肉、牛肉、羊肉等。食物的颜色也应以红色为主，红色食物有助于缓解疲劳，且有驱寒功效，可让人精神大振，增强自信心及意志力，使人充满力量。水型体质者体内阴盛阳少，缺火。因此，水型体质者养生的关键在于补充阳气。

火型体质（热体），宜滋阴敛阳

外形特点	健康状况
大都体型瘦小，面色红润，精神十足，充满活力；走路时抬头挺胸，步伐很快，行动敏捷，好与人争	要多注意自己的心脏、小肠、血液及整个循环系统。如果身体营养失衡，就容易患小肠、心脏、血液、腹部等方面的疾病

火型体质者可适当多吃水果

火型体质者体内阳气较盛，所以首先要宁心安神，加强自身涵养，养成遇事冷静、沉着、心平气和的习惯。少与人争，平日没事时宜闭目养神。多养花种草以悦心，钓鱼作画以静神。

火型体质者通常火气较大，应以水来调剂，因此，火型体质者需要适当多吃一些水果，如苹果、雪梨、桃、香蕉、芒果、西瓜、山竹、哈密瓜、葡萄等。

但火型体质者需要注意的是，依照中医的看法，水果也分热、寒等性质，一不留神，错吃了水果也会让人不舒服。基于此，火型体质者在吃水果时要注意以下几点：

1. 胃肠不好的火型体质者，最好选择"温和"一点儿的水果，不要太甜，也不要太酸。

2. 慢性肠炎、十二指肠溃疡或者胃炎、胃溃疡患者，最好少吃西瓜、香瓜等寒凉食物。

土型体质（湿体），重在补养脾胃

外形特点	健康状况
一般体格较为健壮，肌肉丰满，身材匀称，此类人从事体育运动较为适合。另外，土型体质者走路时步态稳定，皮肤较黄，说话缓慢	要注意自己的脾胃、肠及整个消化系统。如果身体营养失衡，易患脾胃、胸背、肺等方面的疾病

土型体质者要多吃健脾胃的食物

土型体质者要多吃健脾胃的食物，土性食物要多补。土性食物有：土豆、黄豆、红薯、山药、糯米、牛肉、红枣等。

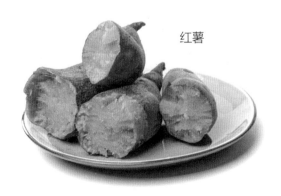

红薯

金型体质（燥体），宜养阴润肺

外形特点	健康状况
体型通常很瘦小，脊背较宽；四方脸，鼻直口阔，四肢清瘦，动作灵敏，肤色较白，易出汗；虽寡言少语，但常常语出惊人	需要注意自己的肺、大肠、气管及整个呼吸系统。如果营养失衡，易患大肠、肺、肝、皮肤、气管等方面的疾病

金型体质者要多吃植物性食物

金型体质者体内阳气多阴气少，健康的好坏全在于调理肺和肾。金型体质者的饮食调理以阴柔淡养之品为主。金型体质者饮食方面要多吃植物性食物。此外，还要增加一点儿火性食物。

绿色的蔬菜对金型体质者大有好处。常见的菌类，像银耳、木耳、香菇，都是金型体质者最好的补品。还有人们常吃的豆腐，也是金型体质者适合吃的食物。

木型体质（风体），宜疏肝养血

外形特点	健康状况
从外形上看，一般身材偏瘦、个子瘦高、皮肤较白，不喜欢较激烈的活动。由于不喜欢运动，木型体质者一般都手无缚鸡之力，如果在古代，就是典型的文弱书生	要多注意自己的肝胆、筋骨以及四肢。如果身体营养失衡，就容易患肝胆、头颈、关节、四肢、筋脉、眼神经等方面的疾病

木型体质者要多吃疏肝活血的食物

一般来说，木型体质者的身体内多阴少阳，肝气偏旺，耐春夏不耐秋冬，易气滞，常会感到精神抑郁，养生贵在理阴助阳，调理好心、肝二脏。因此，要多进食疏肝活血的食物，如番茄、竹笋、绿豆、红豆等。

防风——风为百病之长，长寿首当躲风邪

多种疾病皆因风起

风者，百病之始也——很多疾病的发病源头都是风

《黄帝内经·素问》中有一句话"风者，百病之始"，也就是说风邪是自然界致人生病的首要因素，许多疾病的发病源头都是风，为什么将风定位为百病之首呢？

风一年四季都有，不像寒邪，一般情况下寒邪冬天最盛，火热之邪夏季最盛。风是终年常在的，所以导致人体发病的机会就较多。

风邪往往作为先导，率领其他邪气一同进入人体。风总是喜欢从寒、暑、燥、湿、火中挑出一个或两个伙伴，共同登台亮相。与寒相结合就成风寒，与暑相结合就成暑风，与燥相结合就成风燥，与火相结合就成风火。风作为六淫之首，总是率先冲锋破阵，将人体的卫外之气打开，再让其他邪气乘虚而入，共同为病。

| 风 + 寒 = **风寒** | 风 + 暑 = **暑风** |
| 风 + 燥 = **风燥** | 风 + 火 = **风火** |

以风寒为例，寒邪是具有凝滞特点的，因此不易运行、走窜、侵袭人体，而当风邪作为先导，风率先打开了人体肌表的大门，寒邪就会堂而皇之地进入人体，与寒邪共同侵袭，就会产生风寒之类的疾病。既有风邪侵犯肺卫，鼻塞声重；又有寒邪为病的渴喜热饮，以及身体疼痛的状况。寒邪束缚身体的阳气，就会导致怕冷、发热等症状。

风为阳邪，善行而数变——风善于游走，变化快

中医把致病因素通常分成阴阳两类，所谓阳者，属于外敌入侵型，主要是指邪气从外界侵犯人体的内部，其传变规律多是由表入里，由轻而重，其病机为正邪交争，内部正气与外部邪气进行打斗，打斗越激烈，发热越重，调理予以祛邪的方法，也就是帮助内部正气把外敌赶出去。所谓阴者，则属于内乱型，则是由情志、饮食、起居、劳作等失常而导致的疾病，病多从内发，直接伤及脏腑，病机为脏腑功能紊乱，好像各个部门不协调，内部出现了乱子，调理主要为了协调。

○ 风邪属于阳邪的范围

风邪主要是指自然界的风邪侵袭人体，属于外敌入侵型，因此属于阳邪。由于风具有善行、游走、数变、主动的特性，在大自然的风同样表现出清扬、上升的运动特点，所以在六淫之中，风邪也属于阳邪的范畴。

中医认为"风为阳邪，易袭阳位"，也就是说风证容易发生变动，疼痛部位来回变，容易造成人的发汗，阳邪往上走，所以容易袭击头部，比如怒发冲冠导致的脑出血，以及各种头痛、偏头痛等。

○ 风居无定所，善行走窜

风居无定所，善于走窜。在人体中，风邪为病也会出现走窜的现象。有一种病叫作游走性关节疼痛，它的特点就是痛无定处——身体的关节部位出现游走性疼痛，中医称这种病症为行痹。痹证是由于风寒湿三气交织而成的，而行痹则是三种致病因素中风气偏盛的，所以调理就要考虑到风邪，采取"祛风通络，散寒除湿"的方法。

○ 风的致病特点：善于变化

风还有一个善于变化的特点，具体到致病因素常体现为：突发突止、时轻时重、捉摸不定等特点。比如，我们常见的感冒就具备这样的特点。不小心感受风邪就诱发了感冒，感冒症状变化快，可以从风寒快速转变为风热，同时伴随有咳嗽、发热等症状，表现为迁延难愈。如果抓住核心因素，用药将风驱逐出去，感冒就能很快治愈。

风性开泄，易袭虚体——找到体虚多汗的罪魁祸首

风有一个很重要的作用——开泄。开泄指的是风能够将我们的汗孔打开，汗孔打开后汗液就会随之而出，也就是说风可以使人出汗。

○ 大汗淋漓，很可能是风邪引起的不适

风邪致病常使人皮毛腠理疏泄而开张，表出为出汗、恶风等症。这就是我们所说的漏泄。风邪伤及人体，调节人体汗出的卫气，而使人大量的出汗，同时风邪具有轻扬开泄的特点，这些机制与特点使得风邪成为引起人体病理性汗出的最主要外邪之一。《黄帝内经》把这类的病称作漏泄病，就是汗出如漏。其内在的机理，一方面是内在的卫气不足，另一方面是外边又有风邪。哪里卫气不足，风邪就会侵袭哪里，然后这个地方汗可能就出来了。

○ 玉屏风：补虚，祛风，止汗

对于出汗、恶风这一类疾病应该怎么去调理呢？人体虚，就应该补虚，外边有风，就应该祛风。人有汗，就应该敛汗、止汗，用这种祛风的方法去调理，也就是治病必求于本。

因此，在中医界有个著名的方子叫玉屏风散，由黄芪、白术、防风三味配伍。黄芪益气固表止汗，为君药；白术健脾益气，助黄芪益气固表，为臣药；防风走表而御风邪，为佐药。黄芪得防风，固表不留邪；防风得黄芪，驱邪不伤正。诸药合用，补中有散，可益气、固表、止汗，补气虚，固表虚，增强人体抵御外邪的能力。

黄芪
益气固表，止汗

白术
健脾益气

防风
抵御风邪

诸风掉眩，皆属于肝——
抽搐、眩晕都是肝风惹的麻烦

《黄帝内经·素问》病机十九条中有一条是"诸风掉眩，皆属于肝"。诸风，就是指所有的侵犯人体的风邪、风病。掉，就是指肢体抽搐，或不听使唤，或抖动。眩，指的就是眩晕。"眩者，晕也""晕者，动也"，眩晕本身就是一种动象，所以它们都属于肝的病变。

因为肝属木，八卦中风对应的方位属木，所以我们人体所有的这些具有动象的风病（由外感风邪而引起的各种疾病）大多跟肝有密切关系，所以称为"诸风掉眩，皆属于肝"，那么对于这类疾病的调理就要考虑外风，应该驱邪、祛风，内风就应该平肝熄风了。

诸暴强直，皆属于风——
筋脉拘挛、身体不能屈伸，都和风有关

《黄帝内经·素问》病机十九条中还有一条是"诸暴强直，皆属于风"。就是说，所有突然筋脉拘挛、身体强直不能屈伸的症状都属于"风证"的范畴。这里说的是各种突然发生的肢体强直的病症，大多与风有关。

比如，我们常说的"中风"也分两种：一种是内风，比如半身不遂、癫痫，常常被理解为"肝风内动"引起，所以要"息怒"；另一种是外风，就是受了风寒之气，比如《伤寒论》里面提到的"头项强痛"，老百姓称之为后脖颈子不得劲，估计要感冒了。我们看脖子后面穴位的命名——风池穴和风府穴，就体现了此处是外风进到体内的关口。所以，风寒的时节，我们说戴围巾，护住脖子。老话讲："风从颈后入，寒从脚下生。"风池穴，可以艾灸，尤其是受了风寒的时候，艾灸之后脑海暖洋洋的。

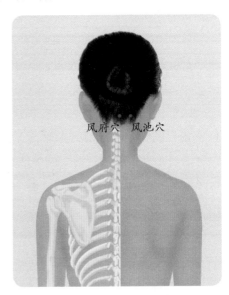

风府穴　风池穴

外风引动内风，常常使人致病

民间有句谚语叫作"没有不透风的墙"，也就是说，无论多么细小的缝隙，都会有风透过来。所以，老百姓将风称之为"贼风"，意思就是风偷偷摸摸地进来了，就很容易侵犯人体，造成一些病变。风可以侵犯面部，导致痤疮的产生，风还可以侵犯人体的许多部位，使得外风引动内风，导致疾病的多样性。

当风邪侵犯人体肌肤表层时，人就会感冒，而侵袭其他部位，就会产生相应的疾病。如在临床中常见到的许多骨关节疾病，中医认为也是由风邪作为先导侵犯关节的。

在《黄帝内经·风论》中，还详细谈到有五脏之风、胃风、肠风、首风、脑风等证，很多都是按照风侵袭的部位来命名的。其中关于五脏之风，有这样的介绍："风中五脏六腑之俞，亦为脏腑之风，各入其门户所中，则为偏风。"五脏六腑之俞是指膀胱经的有关腧穴，它们内连于脏腑，具体位置在背部。因此风中于脏腑的腧穴，也就成为脏腑之风。比如肺俞受风就是肺风，胃俞受风就是胃风。

日常生活中，我们趴在沙发上睡觉，往往都会在后背搭一件衣服，其实就是有保护后背的脏腑腧穴不被风邪侵袭的意思。

风邪侵犯脏腑所化生的多种疾病，都有其各自的特点。如肺风咳嗽气短，心风舌麻语言不利，肝风善怒，脾风四肢倦怠，肾风面部浮肿等。在调理时，都可考虑用祛风的方法。

杨力教授提示

多种疾病皆因风起

风为诸病之源，感冒是我们最为常见的疾病，它主要是由"风邪"侵袭人体而引起的疾病。然而，许多人都认为感冒是小毛病，没什么大问题，不加以重视。有的感冒看似治好了，但邪气并没有透出，而是传到其他部位了。邪气会从肺传到胃肠，导致拉肚子、便秘。因为肺肾相通，所以邪气还可能传到肾里，导致急性肾炎，急性肾炎拖延久了，又会变成慢性肾炎，慢性肾炎得不到良好的调理，又可能发展成肾衰竭。这都是风邪惹的祸。所以，临床上许多急性肾炎、慢性鼻炎、过敏性咳嗽等棘手的病，都是因为感冒误治导致的，其调理的诀窍，就是要从感冒入手，把过去没有透出去的风邪继续透出去。

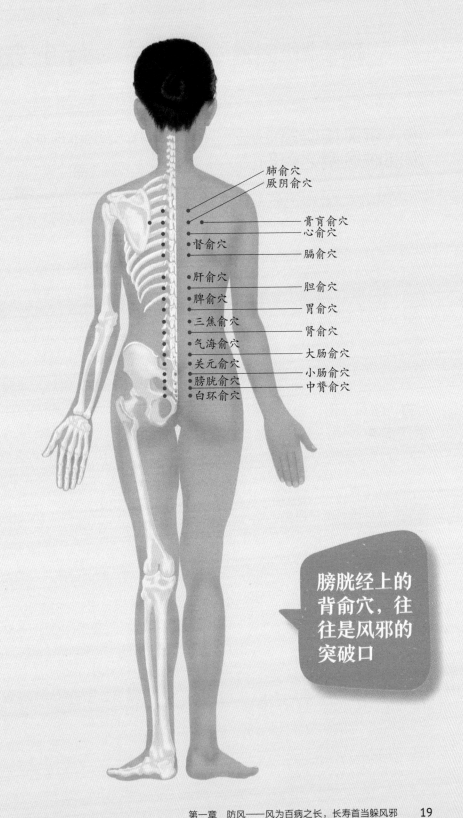

对付贼风，"躲"为上策

古人避风如避箭——虚邪贼风避之有时

在中国古人的观念里，避风是一件很重要的事情，《黄帝内经·灵枢》中就有"圣人避风，如避矢石"的记载。矢石，什么时候会用到呢？打仗的时候，弓箭和投射的石头可作为远程攻击武器，尤其是在攻城略地的大型战争中才会用到。古人将"避风"与"躲避战争"相提并论，可见古人对风邪的重视。

○ 古人坐月子时，为何将身子捂得很严实

古代的女性在坐月子的时候，一定会把身子捂得严严实实的，为什么这样做呢？这样做就是为避风，因为产妇在生完孩子后，全身的骨缝是打开的，风邪极易从张开的骨缝中进入，引起"七日风"，即在产后7天内抽风。而且，风邪会长久地滞留在骨缝里，给产妇留下身体疼痛的病根。

《红楼梦》里有这样一个场景：宝玉病了，还没有好利索，出来散步累了，坐在山石之上，这时候史湘云便说"这里有风，石头上又冷"。可见，避风在古代的影响有多深。

○ 现代人对风邪视而不见

现代人不懂得避风之道，常常用自己并不坚实的血肉之躯去与风邪作战——露脐装、破洞牛仔裤、低腰裤轮番上阵……

为什么肚脐眼不能露？因为"腹乃五脏六腑之宫城"。古代的城市都要修城墙，这个城墙就是宫城。宫城所肩负的责任就是保护城市内所有居民的生命安全。如果说腹部相当于宫城的话，肚脐眼就相当于城门，要想攻下这个"城"，就必须首先破掉这个"门"，因此这个地方本来就应该藏起来，但我们现在把它露出来，于是问题就来了。最常见的腹泻、腹痛、月经不调、痛经，甚至不孕便出现了。

另外，现在流行的低腰裤，同样是危害健康的凶手之一。因为低腰裤将腰露在外面，腰为肾之府，也就是说，腰是肾脏的家，家是遮风避雨的地方，哪户人家在天寒地冻的时候不关门闭户呢？而且，很多女孩子在天寒地冻的时候仍然让肾脏门户打开，其结果是让风邪直入肾脏，影响肾脏的正常功能。肾脏受到风邪侵扰，痛经、卵巢早衰、子宫肌瘤等就跟着来了。所以，现代人要想自己少生病，一定要学会如何避风。

神仙也怕脑后风，护住后脑勺很重要

要避风，有个地方你一定要藏好，那就是后脑勺。《唐宋卫生歌》中说："坐卧防风来脑后，脑内入风人不寿。更兼醉饱卧风中，风才着体成灾咎。"意思是说，无论坐着还是躺着，都要防止风从脑后袭来，脑被风邪侵袭将致病，如果喝醉之后躺在风中，更容易生病。

○ "神仙也怕脑后风"的来历

据说很久之前，有个人总是头痛，非常痛苦。于是，他慕名找彭祖治病。但彭祖用了许多方法也治不好他头痛的病。一次偶然的机会，彭祖发现这个人房间的墙上有一个洞，不时吹进来凉风，此人睡觉时，凉风正好吹在他的后脑勺。彭祖让他把洞堵上，那人照办，从此就不再头痛了。"神仙也怕脑后风"的说法，从此便流传开来。

○ 为什么风邪喜欢侵犯后脑勺

中国有句老话"针眼大的窟窿，斗大的风"，这种空气的流通会顺着窗户的缝隙直接影响到人的机体。哪怕窗户是完全关着的，从窗户缝隙进来的风也足以让人的颈椎僵硬起来。

○ 养成好习惯，让风邪无处潜入

很多人的慢性颈椎病会经常复发，怎么治都治不好。这时候，你不妨注意一下生活细节，看看他们是否因为贪图风凉而经常坐在空调下休息或玩手机。如果是，那么这种病久治不愈也就不奇怪了。

要预防脑后风，首先要注意夏天吹空调的时候，千万不要对着自己的颈后部吹。在空调房内工作1小时左右应改变一下体位，或做短暂的颈部前屈、后伸，以及左右旋转，以改善颈部血液循环，缓解颈部肌肉疲劳。驾车的时候，也不可将出风口直接对准颈肩部位。

春季防风一大"法宝"：春捂

中医学认为，春季是风邪横行的季节，在这个季节该怎样预防风邪呢？最常用的方法就是春捂。

为什么要春捂

因为冬天的时候，气血都到了人体的深部，这时候外面的毛孔是闭合的，到了夏天，人的毛孔是以开放为主的。到了春天气血从里面向外走的时候，毛孔从闭合转为开放，这时候多穿衣服，有助于毛孔张开；如果这时候过早减衣，毛孔本来刚刚张开一点儿，一冻又闭合回去了，不利于气血从里面向外面走。另外，春季是天气从冷转热的过渡阶段，乍暖还寒，天气有时很晴朗，风和日丽，有时冷风阵阵，寒气袭人。这时候如果把厚衣服脱掉，自然是给风寒侵入人体提供机会。所以，春季一定要捂一捂。

春捂的具体方法

春捂，要遵循"上薄下厚"的原则。因为人体下身的血液循环要比上身差，容易遭到风寒侵袭。不过上薄并不代表都"薄"，同样需要"厚此薄彼"。厚哪里呢？背部。中医认为，背部是督脉所过之处，是一身阳气的通路，背部的经络穴位，是机体内外环境的重要通道。风寒外袭，极易通过背部的经络穴位影响内脏的功能，使人患外感或内伤。因此，春捂期间，在减外衣的时候，最好穿一件毛背心或皮背心，以护住背部，避免受风寒侵袭。

杨力教授提示

春天，什么样的情况下可以不捂

春捂也有一个临界点，就是当气温持续在15摄氏度以上时，就可以不捂了。这个减衣的过程要持续1周左右，循序渐进，不能减得太快，可以先不捂头，摘掉帽子，再减里面的厚衣，换成衬衫、薄T恤，再逐渐脱棉衣。

另外，要注意"捂两头"，即重点照顾好"首足"。捂头的原因是风易袭阳位，而头部是人的最高处，是阳中之阳，自然是风邪攻击的主要目标。捂脚的原因主要与"寒从脚下起"有关，是防止风邪与寒邪联合侵入人体。

伤风感冒，都是风邪惹的祸

卫气虚的人就容易感冒

生活中有一些人特别容易感冒，一年感冒好几次，甚至有时候感冒才好了两天，就又感冒了。这是什么原因呢？

其实，这是由人体卫气不足造成的。"卫"是保卫、守卫的意思。卫气是人体的保护屏障，卫气一旦不足，气的防御功能就会减弱，人就很容易受到外邪侵犯而连连感冒，出现打喷嚏、流鼻涕、咳嗽等症状。

○ 卫气虚的人，就容易受到外邪的侵扰

一切对人体有损害作用的外部致病因素，中医一概称为"邪气"，也叫"外邪"。卫气虚的人，更容易受到风邪的侵扰。风邪就是指随风而来的邪气。风邪往往又夹杂着时令之气侵入人体，比如春季易带来风热，夏季易沾惹暑湿，秋天有燥气，冬天则有寒气。这些邪气侵入人体，就会使经络阻塞，妨碍气血运行，使得气血流通不畅，致使人体的防御能力下降，于是就引起感冒。

调理风邪所致的感冒，首先应该使自己的卫气增强。有一个简单的方法，人人都可以做。

○ 热姜水泡脚：增强卫气，调理感冒

将2~3片生姜放入热水中，双脚浸于热姜水中，水以能浸到踝骨为宜。浸泡时可在热姜水中加点盐、醋，并不断添加温热水，浸泡至脚面发红为止，晚上睡前泡1次，盖被保暖，第二天感冒症状即可减轻。

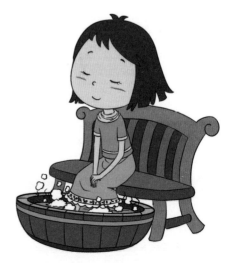

预防感冒，就按四个穴位

感冒流行季节或是感冒初期，出现咽部不适、打喷嚏、鼻塞流涕、呼吸不畅、头痛等伤风感冒的症状时，配合推拿印堂、太阳、风池、迎香等几个穴位，可以起到预防感冒、缓解感冒症状的作用。

○ 推印堂穴、太阳穴

精准取穴：印堂穴位于面部，两条眉毛中间；太阳穴在头部，眉梢与目外眦之间，向后约1寸的凹陷中。

取穴原理：推拿这两个穴位有疏通经络、调和气血的作用。

方法：用指侧面从双眉间的印堂穴推向太阳穴，往复推动2~3分钟；或是用指腹轻轻按压这两个穴位。

功效：缓解感冒初期的头痛症状。

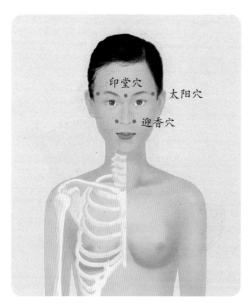

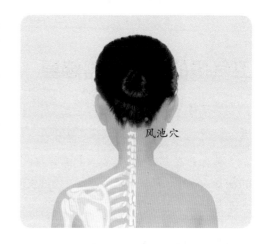

○ 点揉风池穴

精准取穴：风池穴位于后颈中央凹陷往外侧2寸，枕骨之下。

取穴原理：点揉风池穴有防止风邪从颈部侵入的作用。

方法：患者仰卧，用食指指腹点揉风池穴1分钟。

功效：呵护颈部，防止风邪侵入。

○ 揉迎香穴

精准取穴：在面部，鼻翼外缘中点，鼻唇沟中。

取穴原理：揉迎香穴可宣通鼻窍。

方法：用双手食指或中指指端按揉迎香穴1~2分钟，每日可多做几次。

功效：缓解鼻塞不通。

生姜红糖水，
发汗祛风寒治感冒

调理感冒，一定要分清风寒和风热再用药。如果用错药的话，只能适得其反。"寒为百病之始"，感冒也是这样，初期多是外感风寒。如果不小心吹风着凉，天气忽冷忽热，或过食冷饮，出汗后受风，夜晚踢被子，都会导致受寒。

风寒感冒的典型症状

流清水样鼻涕，痰是白的，手脚冰凉，身体怕冷，稍微受凉就咳个不停。

治风寒感冒，用生姜红糖水散寒宣肺

刚刚得了风寒感冒，寒邪还在体表停留，调理起来比较简单，用生姜加红糖煮水就可以。中医认为，生姜可散寒解表，红糖有化瘀生津、散寒活血的功效。生姜、红糖一起煮水饮用，可以祛寒止咳、缓解感冒。

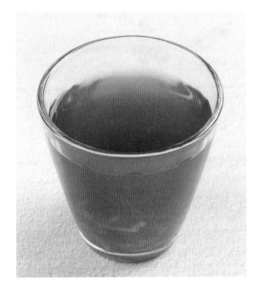

生姜红糖水　　祛风散寒

材料　生姜 10 克，红糖 5 克。

做法

❶ 生姜去皮洗净，切丝。

❷ 锅中加入一大碗水，将姜丝放入；锅中水烧开后，放入红糖，搅拌均匀，大火煮 2 分钟，即可饮用。

用法 每天饮用 1 次。

功效 适用于风寒感冒。

杨力教授提示

只有冬天才会发生风寒感冒吗

有人会说，只有冬天才会患风寒感冒，夏天感冒肯定都是风热或者暑热型感冒。

其实不然，风寒感冒一年四季都会发生，尤其是现在生活环境改变了，夏天空调吹得多，出现风寒感冒并不罕见。如果在风寒感冒的初期及时识别，给予恰当处理，是能够有效防止风寒感冒变严重的。

风热感冒，喝金银花薄荷饮好得快

一般感冒初期都是流清鼻涕。如果没及时去除寒凉，或者又吃了一些导致上火的东西，比方说油炸食品或炒货，这时候体内又有寒又有热，就会出现流黄鼻涕的现象，这就是所谓的风热感冒。当出现了流黄鼻涕的感冒症状时，可以用金银花和薄荷制成茶饮服用。

○ 风热感冒的典型症状

发热，微微有汗，并伴有头痛、鼻塞、流黄鼻涕，打喷嚏，咳嗽声重，咳黄痰，咽喉肿痛，口干唇红等。

○ 金银花、薄荷，清热凉血效果佳

金银花大家都很熟悉，如果在农村生活过，大多都见到过这种花，开白色或者乳黄色的小花朵，香气袭人，有清热解毒的功效；薄荷有疏风散热、清利头目的效果。两者合一制成茶饮，对调理风热感冒有很好的效果。

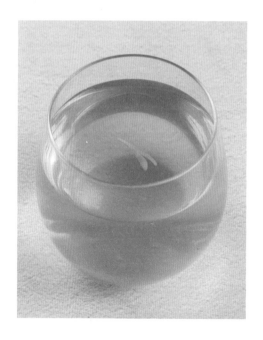

金银花薄荷饮

疏风清热，调理风热感冒

材料 金银花 15 克，薄荷 10 克。
调料 冰糖适量。
做法
❶ 先将金银花加水 500 毫升，煮 15 分钟。
❷ 再加入薄荷煮 4 分钟。
❸ 去渣取汁加冰糖，温服。

用法 每日 1 剂，早饭后或夜晚睡前服用。

功效 有清热凉血、解毒、生津止渴的功效，适合风热感冒的人服用。

艾灸大椎穴和风池穴，感冒绕道走

流感季节做艾灸，对防治感冒有独特的优势。发病时，艾灸可调理症状，不发作时艾灸能够驱散寒气、保护卫气，它操作简便、见效快。

○ 艾条温和灸大椎穴

精准取穴： 在项背部脊柱区，第7颈椎棘突下凹陷中，后正中线上。

取穴原理： 无论温阳散寒还是解表清热，都可以用大椎穴调理。大椎穴为督脉之穴，督脉具有统率和督促全身阳经的作用，而手足三阳经，都汇聚到督脉的大椎穴上。因此，大椎穴又被称为"阳中之阳"。只要给大椎穴适当刺激，就能振奋阳气，祛邪防病。

方法： 取俯卧位，点燃艾条，对准大椎穴，距离皮肤1.5～3厘米处，温和施灸10～15分钟。

功效： 既可温阳散寒，又能解表清热，对调理风热、风寒感冒都有效。

○ 艾条温和灸风池穴

精准取穴： 风池穴位于后颈中央凹陷往外侧2寸，枕骨之下。

取穴原理： 风池穴可平肝熄风、祛风散毒。

方法： 取俯卧位，点燃艾条，对准风池穴，距离皮肤1.5～3厘米处，温和施灸10～15分钟。

功效： 有效调理感冒、头痛、眩晕等。

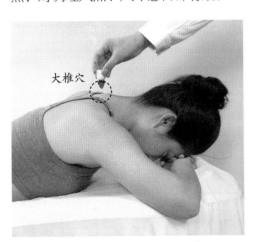

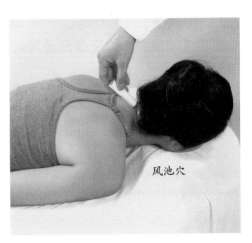

过敏性鼻炎，
学会给鼻孔"通通风"

过敏性鼻炎，也是风邪惹的麻烦

每当天气渐渐凉了，许多朋友稍微不慎就会患上外感，经历咽喉肿痛、发热、肌肉酸痛、打喷嚏、咳嗽等过程。还有的人容易被过敏性鼻炎盯上，过敏性鼻炎中医称之为鼻鼽，也是风邪入侵带来的疾病。

○ 过敏性鼻炎的症状

鼻子会出现发痒、打喷嚏、流清水鼻涕、鼻子不通气等症状。长此以往就会出现头痛脑胀、身体困倦等症状。

○ 过敏性鼻炎是怎么形成的

造成过敏性鼻炎的元凶，是以风邪和寒邪为首的一个犯罪团伙。它们先"踩点"，专门挑选肺气虚弱的时候下手。肺将人体的气分为清浊二气，清气上升、浊气下行，现在清浊二气不分了。加上肺开窍于鼻，气和津液就会堵在鼻窍，所以才会打喷嚏，流清水鼻涕。

○ 调理过敏性鼻炎，主要在于清肺益肾

五脏之间存在着紧密的联系，如果将肺气比喻成一棵植物，那么肾就是这棵植物的根，肾阳不足，相当于植物的根基不牢固，无法及时汲取养分，植物就会很虚弱，风邪轻易入侵，从而加重了过敏性鼻炎的症状。

杨力教授提示

为什么说"肺功能受损，就容易患上鼻炎"

中医认为，如果肺功能受到损伤，就可能因肺气不足、卫表不固，令风寒等邪气乘虚入侵。肺开窍于鼻，久之必伤及鼻窍，就会患上鼻炎。

黄芪党参炖乌鸡，通肺气，调理过敏性鼻炎

对待过敏性鼻炎，重点的调理方法是清肺益肾，可以选用黄芪党参炖乌鸡进行食疗。

黄芪有祛除风邪和寒邪的功效。过敏性鼻炎的病根在于肺，而黄芪能补肺。黄芪还能补益身体内的阳气，将过敏性鼻炎的病根掐断；党参是补气中药中的佼佼者，能治肺虚，补中益气；枸杞子可补肾润肺、生津益气；桂圆能温补肾阳，祛风散寒；乌鸡有补肝益肾的功效。

我们可以用"亡羊补牢"来理解这道药膳。党参的作用是将栅栏补好，不让豺狼再犯。枸杞子就是将栅栏加固，让类似的错误不再发生。至于黄芪，它的作用就是将豺狼赶走。

黄芪党参炖乌鸡

给鼻子"通通气"

材料　乌鸡 300 克，黄芪 10 克，党参 5 克，枸杞子、桂圆肉各适量。

调料　姜片、盐各适量。

做法

❶ 将乌鸡洗净，切块，用沸水略烫一下；黄芪、党参洗净，切段。

❷ 锅中放入鸡块、黄芪、党参、姜片、枸杞子、桂圆肉，再加适量清水，炖 2 小时，调入盐即可。

用法 可午间佐餐食用。

功效 滋肾润肺，健脾，可以改善过敏性鼻炎。

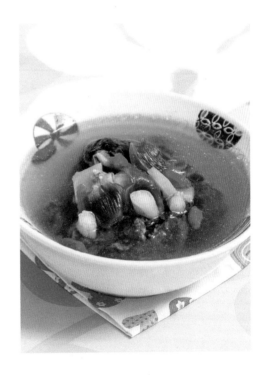

白扁豆党参粥，益气固表治鼻炎

中医认为，过敏性鼻炎的形成多因脾胃虚弱、肺气不足、卫表不固，令风寒等邪气乘虚入侵。而且，肺开窍于鼻，久之必伤及鼻窍，就会患上过敏性鼻炎。《灵枢·百病始生》中说："此必因虚邪之风，与其身形，两虚相得，乃客其形。"也就是说，人体的正气不足是过敏性鼻炎产生的内在缘故，卫表不固，给了外邪侵入的时机。所以，调理过敏性鼻炎，健脾益肺很重要。

白扁豆有健脾化湿、补气的功效，党参可健脾益肺、补中益气，大米可健脾和胃、补中益气，三者一起煮粥，健脾益肺之力较佳，能帮助增强免疫力，改善过敏性鼻炎。

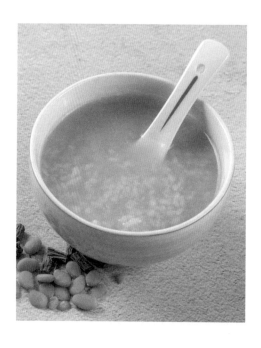

白扁豆党参粥

健脾，益气，固表

材料 白扁豆20克，党参5克，大米50克。

做法 先将白扁豆、党参一同煎煮30分钟，去渣取汁，加大米一起熬煮，煮熟调匀即可食用。

用法 每天2次，空腹食用。

功效 健脾，益气，固表。可调理慢性鼻炎，缓解遇冷遇风后出现打喷嚏、鼻塞、流涕等症状。

中药熏鼻 + 敷鼻，神清气爽鼻通畅

冬季冷风一吹，很多患过敏性鼻炎的人就会出现鼻塞症状，甚至会感到头痛。不妨用中药熏鼻试一试，效果很好。

○ 苍耳子、薄荷、辛夷熏鼻法

苍耳子和辛夷味辛性温，归肺经，可以通鼻窍、散风寒。二者同用，有助于宣肺通窍，对多种病菌都有抑制作用。薄荷能解热、抗炎、镇静，三者配合，清火通窍的效果尤佳。

具体做法

取苍耳子、薄荷、辛夷各20克，用水煎沸；趁热将药液放在鼻下，自然吸入药液蒸汽。每天1~2次，每次持续10~15分钟，连续1周。注意不要烫伤。

○ 苍耳子、薄荷、辛夷敷鼻法

热敷可以给鼻腔加湿，让鼻黏膜变得湿润，促进鼻腔污物排出，清洁鼻腔；同时还能扩张血管，改善鼻腔局部血液循环，有利于呼吸，非常适合过敏性鼻炎发作早期。

具体方法

取苍耳子、薄荷、辛夷各20克，用水煎沸；用干净毛巾蘸取药液，敷在鼻翼两侧。每天3次，每次5~10分钟。

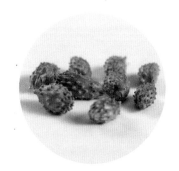

苍耳子
通鼻窍，散风寒

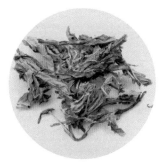

薄荷
清热，解毒

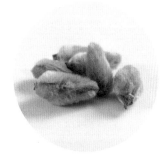

辛夷
宣肺，通鼻窍

风湿性关节炎，
风寒湿邪三重侵袭

风湿是怎么形成的

风湿，中医称之为"痹病"。风湿发作起来，浑身疼痛；还可能诱发一系列并发症，许多心脏病变都跟风湿不无关系。风湿喜欢潜伏，隐藏在我们身体里。风湿的隐匿，常常令人无知无觉，等到病痛发作时，却延误了最佳的调理时机。

○ 风寒湿邪侵体，导致风湿

中医认为，风湿的形成主要是风寒湿三气合伙作案引起的。先是风邪将我们的身体撕开一个口子，湿邪就进入我们身体。相当于我们的身体中存在一条由湿邪构成的河流，寒邪一入侵，河流自然就结冰了。结果阻碍了身体内部气血的正常运行，最开始的时候是交通运行缓慢，继而拥堵，最后交通便瘫痪了。

○ 夏季不贪凉，重点护好膝关节

夏季天气炎热，酷暑难耐，不可睡在当风之处，或者露宿达旦，以免风寒乘毛孔开放之虚而入；避免在潮湿处睡卧，以免湿气上身；不要出汗后对着风吹和洗凉水浴，以防风、湿、寒三邪气对膝关节的侵害；不宜席地而卧（尤其是水泥地及砖石之地），以防凉气侵入经脉，影响筋骨；出入空调房，注意随着室内外温度的差异，出入时衣着随时增减；尤其是老年人，炎夏分娩之产妇，切勿在风对流之处睡眠，或睡中以风扇、空调直接吹拂，因产后百脉空虚，自汗较多，感受风寒则容易成疾，受累一世。

杨力教授提示

女性尤其要重点保护膝关节

夏季室外高温，女性往往都穿得很轻薄，但是一进入空调室内，就会使皮肤直接接触寒气，给寒气侵袭膝关节的机会，因此，年轻女性尤其要注意室内对膝关节的保护。

此外，女性朋友都喜欢穿高跟鞋，长时间穿着高跟鞋易造成膝部肌肉处于紧绷状态，使膝关节健康受损。

更年期女性，身体内分泌会出现失调，骨骼对钙质的吸收会大大减弱，这个时间段的女性朋友最容易发生骨质疏松和膝关节损伤。

生姜改善风湿，用法多样

生姜有祛风散寒的作用，对于风湿引起的各种关节疼痛、红肿等有较好的疗效，而且用法多样。

生姜小棉垫

材料　生姜、棉花各适量，棉布一块。

做法　生姜洗净后挤榨成汁，棉花放在姜汁中完全浸湿后，取出稍稍挤压一下放到太阳下晾晒至干。晒好的姜汁棉花用布包好，缝成小棉垫备用。

用法　关节疼痛时，就将小布垫缝在贴身衣服里面（对应疼痛的部位），穿在身上半个月后，再换一个新的。使用时，也可在姜汁棉垫外面焐上热水袋，效果会更好。

生姜高粱酒

材料　高粱酒1 000毫升，生姜500克左右。

做法　生姜洗净后，剁成姜末，用高粱酒浸泡半个月左右。

用法　取两条毛巾放入生姜高粱酒中浸泡24小时后取出，把毛巾绞干，也可放在太阳下晒干，然后把毛巾绑敷在患处，两条毛巾轮流调换使用即可。

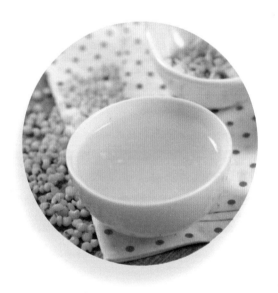

生姜末外敷

材料　生姜适量，干净纱布一块，保鲜膜适量。

做法　生姜洗净后擦成碎末，将姜末放置在纱布中并覆盖在膝盖上，用准备好的保鲜膜包裹好膝盖。

用法　每次敷30分钟左右，每2～3天敷1次即可。

艾灸温经通络，祛风除湿

用艾条灸相关穴位，能使风寒湿气得以排出体外，可以温补养阳，对风湿性关节炎有一定的缓解和调理作用。艾灸可以温经通络，补益人体的元阳，驱散寒邪，所以艾灸是风、寒、湿的大敌。

○ 艾灸大椎，改善肩肘疼痛

精准取穴： 在项背部脊柱区，第7颈椎棘突下凹陷中，后正中线上。

取穴原理： 艾灸大椎穴能使颈部的颈动脉、椎动脉等血脉的血液循环恢复畅通，可以有效改善肩肘疼痛。

艾灸方法： 点燃艾条，对准大椎穴，距离皮肤1.5~3厘米处，温和施灸10~15分钟。

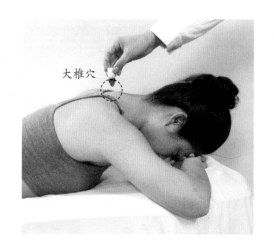

○ 艾灸阴陵泉穴，改善腿关节疼痛

精准取穴： 在小腿内侧，胫骨内侧髁下缘与胫骨内侧缘之间的凹陷中。

取穴原理： 艾灸阴陵泉穴可以舒筋活络、暖肾，调理风湿引起的腿关节酸痛效果好。

艾灸方法： 取坐位，点燃艾条，对准阴陵泉穴，距离皮肤1.5~3厘米处，回旋施灸，每次10~20分钟。每日早晚各1次。5~7天为1个疗程。

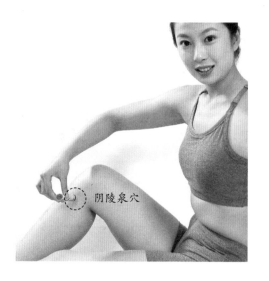

樱桃祛风除湿，减痛消肿

　　樱桃性温，味甘、酸，归脾、肝经，全身皆可入药，有祛风除湿、消肿止痛、解表透疹、补中益气养血、收敛止泻等功效，对于四肢麻木、病后体虚、倦怠少食、风湿腰腿痛、贫血等均有一定的防治功效。

　　美国科学家研究发现，经常吃樱桃，有助于减轻疼痛，消除肿胀，非常有助于关节炎和痛风的防治。他们认为，樱桃中含有一些特殊物质，对于调理关节炎和痛风类炎症有很好的效果，且使用简单，每天嚼食 20 粒樱桃即可达到调理目的。

樱桃粥

祛风除湿，改善关节疼痛

材料　樱桃 100 克，大米 100 克。
做法
❶ 樱桃洗净、去核，切碎备用。
❷ 大米淘洗干净后入锅中煮粥，待粥熬成后盛出，放入樱桃碎即可。

功效 祛风除湿，消肿止痛，可用于风湿性关节炎、类风湿性关节炎。

注意 樱桃性温热，热病及虚热咳嗽者忌食，溃疡、上火者慎食，糖尿病患者忌食。

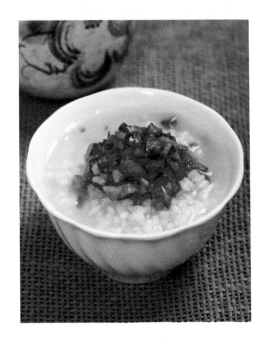

五加皮煲汤、泡酒，祛风湿止痛

五加皮，中药，为五加科植物细柱五加的干燥根本，其性温，味辛、苦，归肝肾经，可祛风寒湿邪，有利水祛湿、补肝肾、强筋骨等作用。

五加皮祛除风湿的效果很好，对此，李时珍在《本草纲目》中早有记载："治风湿痿痹、壮筋骨。"五加皮同时还有补肾作用，关节冷痛兼有腰膝酸软的人使用更好。

五加皮酒

材料 五加皮 200 克，白酒 2 500 毫升。

做法 将五加皮浸泡到白酒中，密封放置1星期左右，去渣取酒液即可。每次取 10～30 毫升饮用。

功效 行气活血、祛风除湿、温经通脉、舒筋活络等。

杜仲五加皮煲猪骨

材料 杜仲、五加皮各 10 克，去核红枣3 颗，猪脊骨 400 克，生姜 3 片。

做法 将所有食材洗净后，一起放到砂锅内，加清水 2 500 毫升，大火滚沸后改小火煲约 1.5 小时，加盐调味即可。

功效 祛风散寒助阳，强筋健骨益气。

五加皮粥

材料 五加皮 8 克，大米 50 克，香菇 3朵，瘦肉 50 克，葱花、米酒、盐各少许。

做法 五加皮加 1 碗水中火煮成小半碗的药汁，大米加水、药汁煮成粥。香菇切成丝，瘦肉剁成末。炒锅加少许油爆香葱花，再加入香菇丝、瘦肉末，再调入适量米酒和盐，炒匀后与煮好的粥一起放入锅中焖 5 分钟即可。

功效 温补肝肾，祛除风湿，缓解疼痛。

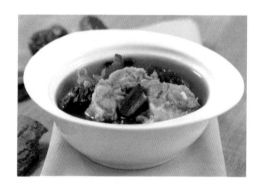

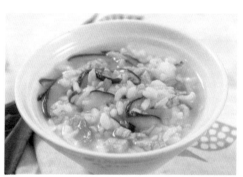

阴雨天多活动，不让风湿症状加重

风湿最易侵犯关节、骨骼、肌肉、血管及有关软组织或结缔组织，易出现关节发炎、红肿、疼痛等症状，尤其是在持续潮湿、阴冷的天气中，控制不好的患者最容易发病或加重症状。

一般来说，湿度大，温差大，会影响到血液的黏稠度，引起炎症发作。不过，如果关节炎控制得比较好的话，就不一定会受到天气影响。因此，低温阴雨天气出现的时候，风湿病患者更要注意做好保暖，同时也要适当地运动，以免血液运行变差，影响病情。

对风湿病患者来说，锻炼时特别要注重关节的运动，并注意运动量，以免造成肩关节及其周围软组织的损伤。对关节有损害的运动，比如爬山等要避免。

○ 随时可进行的上肢小运动

方法： 坐在椅子上，双臂前伸，手心朝下，然后双手同时向下、向外、向后做类似游泳划水的动作，或者双手同时缓慢向上、向外举高伸展，然后缓缓放下，重复10~15次，或以能负荷为度，每天可展开数次。

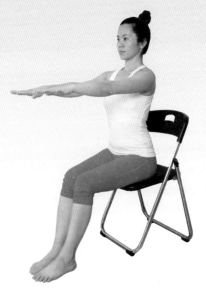

○ 超简单的下肢小运动

方法： 取坐姿或卧姿，上身不动，双腿交叉伸直，用力向上抬腿，抬至椅子高度或30~40厘米，保持10秒后放下，重复10~15次，可每天进行数次。

注意： 风湿病患者开始运动时，应先在不引起疼痛的范围内展开；若感到关节或肌肉有僵硬感，可在运动前先做一做按摩，使关节和肌肉柔和一些后再开始。

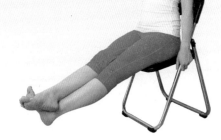

木型风体的人，
要防风、防肝病

木型体质，易受风邪侵扰

木型体质的人，属于风体，体质特点是：怕风、头疼、咽痛，易发生过敏反应，对外界的适应能力差。

○ 木型体质易患疾病

花粉症、药物过敏、血友病及神经官能症、伤风感冒等。

○ 木型体质，益气固表、注意生活环境

木型体质的人，居室宜通风良好。保持室内清洁，被褥、床单要经常洗晒，可防止对尘螨过敏。室内装修后不宜立即入住，应打开窗户，让甲醛等挥发干净后再搬进居住。春季室外花粉较多时，要减少室外活动时间，可防止对花粉过敏。不宜养宠物，以免对动物皮毛过敏。起居应有规律，保持充足的睡眠。积极参加各种体育锻炼，增强体质。天气冷时锻炼要注意防寒保暖，防止感冒。

木型体质者要多吃金、土属性食物

食物的五大味道可概括地分为五行，其中酸属木、苦属金、咸属水、辣属火、甜属土。因此，依照五行相生的原则，木旺的人，应该多亲近金、土属性的物品，在饮食上宜多吃苦及甜的食品。食物颜色则以白和黄为主。

金性食物（动物的肺及肠等）	土性食物
猪肺、猪大肠等	红枣、土豆、黄豆、黄牛肉、红薯、糯米等

黄绿色蔬菜如胡萝卜、菜花、小白菜、甜椒等都宜常食，至于寒凉、油腻、黏滞的食物，则应尽量少吃。

木型体质者春季养生指南

中医认为，在四季之中，春天属木，而人体的五脏之中，肝也是木性，因而春气通肝，春季易使肝旺。鉴于此，养肝应从春天开始。

○ 养肝应从春天开始

中医认为，春季养阳，对应的是人体的肝。肝脏与草木比较相似，草木在春季萌发生长，肝脏也喜欢生发，在春季功能比较活跃。很多慢性肝病患者在这个季节都有反应，会出现肝功能异常和病情波动，人的情绪易激动，而且症状也比较明显。

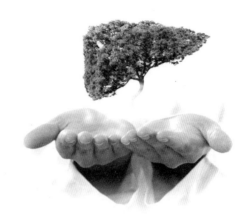

○ 养肝重在睡眠

现代人阴阳颠倒的生活习惯对于肝脏的损害尤其严重。现在很多人的肝病其实是"熬"出来的，习惯熬夜的人大多双目赤红，这是肝火上升的症状。长期如此，必然伤肝。

○ 饮食也可养肝

春季与肝气相通，容易肝血不足。可以多吃菠菜、韭菜、胡萝卜等时令蔬菜，健脾养胃，兼具保肝之效；还可适度吃一些猪肝、鸡肝，则能以肝养肝。

○ 多补充水

春季风力较大，气候干燥，水分缺乏，人们应多喝开水补充体液，增强血液循环，促进新陈代谢。多饮水还可促进腺体，尤其是消化腺和胰液、胆汁的分泌，以利消化、吸收和废物的排出，减少代谢产物和毒素对肝脏的损害。

○ 养肝要控制情绪

当人在休息或情绪稳定时，机体的需血量减少，大量血液贮藏于肝；当劳动或情绪激动时，机体的需血量增加，肝就排出它储藏的血液，供应机体活动的需要。所以，控制好情绪对濡养肝血很重要。

在外感病流行时期，经常泡脚对躲避风寒有没有帮助？

答 每晚泡脚是抵御风寒的好方法。可以到药店买点干姜，用干姜熬水泡脚，干姜有暖中散寒的作用。一个人如果正气存内，则邪不可干，外邪是没法侵袭他的身体的。所以，在外感病流行时期，如果能够每天晚上坚持泡泡脚，对整个身体气血运行的维护是有很大好处的。

春天怎样做，才能够"顺风养生"？

答 对于虚邪贼风我们要加以躲避，除了预防之外，在主风的季节，要顺风养生。季节当中，我们也要学会利用这个风，来保养我们的正气，这可以称为顺风养生。春季主风，《黄帝内经·四气调神大论》中告诉我们春天养生要注意这三点：①夜卧早起。晚上晚睡一点儿，早晨早起来一点儿。增加你的活动量，以补充阳气。②广步于庭。慢慢地在庭院散步。活动应该增加，但活动不应该特别剧烈，这样才能适应风升发的态势。③被发缓形。就是把头发散开，穿上宽大的衣服。古人讲头部是诸阳之会，我们的阳经很多都到头部，只有在春天把它给散开，阳气才能够生发。因此，春天头发应该散开一点，而不应该穿那种紧身的衣服，应该使我们的身体不受约束，以调动体内的阳气。

春季养生，饮食注意哪些方面会更健康？

答 春天是养肝最好的时节。春季养肝，饮食应该遵循一个原则，叫增甘减酸。甘味之品，像五谷当中的糯米、黑米、燕麦，蔬菜当中的南瓜、胡萝卜、菜花、红枣等，都属于甘味之品，我们春季都可以多吃一点儿。

第二章

御寒——寒邪伤肾损阳气，

防寒保暖活百岁

寒为阴邪，易伤阳气

寒为阴邪，最易伤阳——寒邪是损伤阳气的"凶手"

古人认为寒气为阴邪，最容易损伤人的阳气，往往是致病的源头。小到冻疮，大到痛经、胃炎、风湿等，都有寒邪的"魅影"。对付如此凶险的寒邪，"藏"是最好的办法。

○ 现代人的许多病，都是寒邪添的乱

古人对寒邪的态度是"诚惶诚恐"，现代人却不以为然。现代人不仅不怕寒邪，还要主动迎上去。有些人在夏天开着空调，将温度调得很低，觉着很舒服。其实在舒服的同时，寒邪便悄悄地侵入了。

天气炎热的夏季，我们穿得少，不设防的肌肤暴露在寒气中。肌肤和毛孔是外邪入侵的第一道屏障，现在它们的防御作用大打折扣，寒邪入侵就变得容易。寒邪不断地损耗阳气，让人的免疫力不断地下降。等到了寒邪"主场"的冬天，人就容易得感冒、咳嗽，甚至颈椎病、痛经等毛病，这都是夏天吹空调惹的祸。

○ 不适当的饮食也会助"寒"为虐

过分贪恋寒性强的食物，更容易让身体滋生寒气。食物的寒热属性，有一个简单的判断标准，那就是《黄帝内经》中说过的"阴静阳燥"——运动的属于"燥"，不爱运动的属于"静"。牛没有羊喜欢运动，所以牛肉没有羊肉"燥"。但是水生动物，因为生在水中，许多都有寒凉之性，但这阻挡不住人们对于海鲜的热爱。红彤彤的大闸蟹搭配冰凉的啤酒，是难得的美味。但是吃完了，人就开始觉得胃肠不适。吃成习惯，甚至会得痛风。因为螃蟹是水产，是寒凉之物。姜能够祛除螃蟹的寒性，醋能消食开胃，同时还能去腥，是吃螃蟹的最佳调味品。

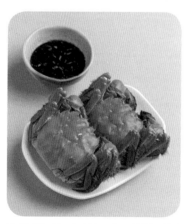

吃螃蟹时加点姜和醋，能祛除螃蟹的寒性，还能去腥

寒性凝滞，易伤血脉——寒气使周身气血凝滞

正常情况下，人体的经脉气血是周流不息的，如果人在遭受寒邪的侵袭后，运行于经脉中的气血在寒性凝滞的作用下就会像冰那样凝滞住，血液凝滞就不能正常流通，甚至会形成瘀血停在局部。中医称之为"寒凝血瘀"。

○ 寒气入心，面色无华

中医认为"心主血脉，其华在面"。心脏功能直接决定着人体血脉的运行，而血脉运行得良好与否，可以从我们的面色上清楚地显示出来。如果心脏受到寒气的影响，使心血供应不足，面色就会显得淡白或苍白，没有血色和光泽。

心有寒气除了会表现在面色外，还会表现在舌头上。因为心经的别络上行于舌，与舌体相关联，舌依赖心的气血以保持舌体的生理功能，故心有病时往往反映于舌上，使舌质呈现暗白。

○ 体寒容易导致女性乳腺增生

中医认为，现代女性体寒状况普遍严重，体寒不仅使女性气血不畅，同时也使痰湿、血瘀等垃圾凝滞不易排出，由此造成现代女性乳腺增生日益加重。

乳腺增生的发生多与脏腑机能失调、气血失和有关，是痰湿结聚、气血凝滞而形成的肿块。机体受寒，气血运行不畅，瘀滞于经脉，乳房脉络瘀阻而发病，不通则痛，引起乳房疼痛；再加上乳房长期得不到津液和气血滋养，功能进一步下降，两方面原因共同作用下，疾病也就诱发了。

杨力教授提示

寒气对脾胃和肾的影响，也能在面部有所表现

除了心有寒气会影响到面色外，脾、肾中有寒气，也会从面色上表现出来。脾胃为后天之本，脾胃虚寒，血液供应不足，则易导致面色萎黄、蜡黄，没有光泽；肾为先天之本，肾气虚寒，水分代谢不能正常运行，则易出现面色局部发黑，如黑眼圈等。

寒性收引，易经脉拘急——
游泳时腿抽筋是寒气惹的麻烦

人体受寒后，经脉在寒冷的刺激下就会蜷缩，拘急挛缩，牵引所属的络脉，气血运行受到阻碍，不通则痛。

○ 为什么夏季游泳后，会出现腿抽筋现象

夏季是游泳的最佳时节，有些人游泳前没做好准备工作，直接跳进泳池里，由于泳池内外的温差较大，在凉水的刺激下人体不能适应，时常会出现腿抽筋的现象。抽筋就是寒性收引的一个例证，在突然遇到凉水后，在寒冷的刺激下人体的筋脉就会收缩。因此，在游泳前应当做好准备工作，事先用冷水冲个凉，或者用冷水拍打四肢及整个身体，对腿部及容易发生抽筋的部位进行适当的按摩，提前适应一下温度，才不会导致抽筋的发生，避免危险的出现。

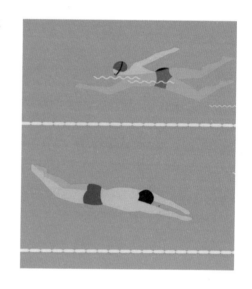

○ 冬泳究竟可不可取

现在比较流行的冬泳，也是一种危害健康的行为。冬泳是"舶来品"，是西方人的最爱。因为西方人体质偏寒，他们需要冬泳来排遣身体的燥气。但是国人的体质和西方人大相径庭，我们的体质偏温，是不必去冬泳的。但当下许多人觉得冬泳很时髦，这是和养生的原则相悖的。冬天一定要闭藏，养精蓄锐，这个时候冬泳容易伤害身体。

寒冷的刺激可引起冠状动脉痉挛，导致心肌缺血缺氧，寒冷还可以使血液黏稠度升高。正是因为这个原因，有些人冬泳结束后，觉得自己心脏跳动特别快，还以为自己达到了健身效果，岂不知这是身体给自己的警示。临床上，有的冠心病、心脏病以及风湿病，都是冬泳造成的。

寒性闭藏，易生抑郁——体温低也会影响情绪吗

抑郁是一种情绪障碍，也是最多见的心理疾患，曾被称为心理疾患中的"感冒"。冬季来临时，寒风瑟瑟，草木凋零，一些人会变得情绪低落、慵懒乏力、嗜睡和贪食、对所有事情都兴趣缺乏。一旦冰雪融化、大地回春，他们的这些症状又会逐渐消失，情绪和精力也恢复了正常。这种现象称之为"冬季抑郁症"。

此外，研究显示，越是天气寒冷的冬季，越是抑郁症的高发期。在气温和体温较低的上午，抑郁症患者状态较差，而到了下午和傍晚，随着气温和体温的上升，状态也会有所好转。可见，体温对抑郁这一情绪的影响是很大的。

○ 体温影响大脑供血

冬季，外界天气寒冷时，机体的新陈代谢和生理功能受寒冷影响，也处于抑制和降低状态，血液循环变慢，脑部供血不足，让大脑的自主神经功能发生紊乱，从而引发情感失调症，人易出现季节性抑郁，而原本抑郁的人群，这一时期的抑郁症状则会更严重。

○ 八段锦之"摇头摆尾"：祛寒抗抑郁的好方法

八段锦是中国传统功法，摇头摆尾为其第五式。其中，摇头可刺激人体六阳经的汇总点——大椎穴，以提升阳气；摆尾间，可刺激脊柱和命门穴，起到强肾作用。在这一摇一摆、一升一降中，带动整个脏腑和躯干，不仅可以温暖身体，而且能使身心都得到净化。

做法：双脚分开与肩同宽，弯腿，下蹲，上身直立。双手扣住大腿近膝盖处，拇指朝外，挺胸塌腰向前看，用头引领躯干，整个躯干做蛇形左右摆动，左右各重复15～30次。

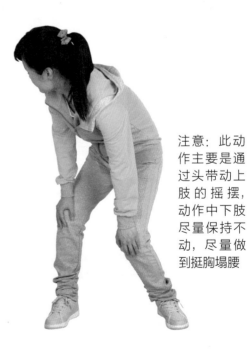

注意：此动作主要是通过头带动上肢的摇摆，动作中下肢尽量保持不动，尽量做到挺胸塌腰

身体最易受寒的 6 个部位

寒气都是从哪里侵入我们的身体呢？了解寒气入侵的线路，我们就能将寒气阻挡于体外，做到未病先防。

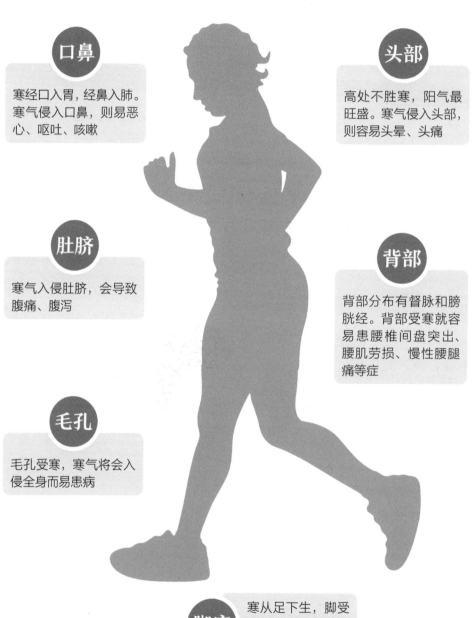

口鼻

寒经口入胃，经鼻入肺。寒气侵入口鼻，则易恶心、呕吐、咳嗽

头部

高处不胜寒，阳气最旺盛。寒气侵入头部，则容易头晕、头痛

肚脐

寒气入侵肚脐，会导致腹痛、腹泻

背部

背部分布有督脉和膀胱经。背部受寒就容易患腰椎间盘突出、腰肌劳损、慢性腰腿痛等症

毛孔

毛孔受寒，寒气将会入侵全身而易患病

脚底

寒从足下生，脚受凉后则身体其他部位也易受凉

抵御寒邪，"藏"为上计

晒太阳补阳气，无寒一身轻

阳光是维护生命健康的重要物质。中医认为，晒太阳时晒不同的部位，有不同的养生功效。时常晒头顶、后背、腿脚部位，可以补充阳气和肾气。

○ 晒头顶补充阳气

中医认为"头为诸阳之首"，是阳气汇聚之处。百会穴位于头顶正中（过两耳直上连线中点），是晒太阳的重点。晒头顶不必拘时拘地，可随时进行，天气好时，到室外散步，让阳光洒满头顶，能够通畅百脉、调补阳气。

○ 晒后背调阴阳、补肾气

中医认为，人体腹为阴，背为阳。许多经脉和穴位都在后背，晒后背能起到调补脏腑气血的功效。晒太阳时让阳光直射背部，时间长短以舒适为宜。让阳光晒一晒后腰部的两个穴位——命门穴（位于肚脐水平线与后正中线交点）和肾俞穴（在腰部，第2腰椎棘突下，后正中线旁开1.5寸），能够很好地补充肾气。

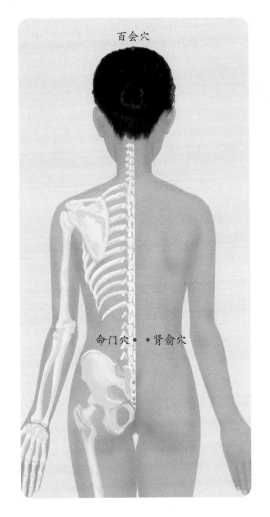

百会穴

命门穴 • • 肾俞穴

当归生姜羊肉汤，
为你的身体御寒取暖

在中医学经典名著《金匮要略》中，有一款温补方剂——当归生姜羊肉汤，特别适合祛寒暖体。在冬季，适当地用此方进补，可以更好地祛寒。

○ 当归生姜羊肉汤，祛寒暖阳

当归是中医常用的补血药，有活血养血补血的功效；生姜可以温中散寒，发汗解表；中医学认为"人参补气，羊肉则善补形"。吃羊肉可促进血液循环，增强御寒能力。羊肉能温中补虚，补血助阳，虚劳怕冷、中气不足者适合食用。羊肉、生姜、当归三者配合起来，具有温中补血、祛寒止痛的作用。

○ 宜忌人群

1. 适用于长期工作劳累、精神紧张或长期处于阴冷潮湿之地，导致疲倦乏力、恶风怕冷、头晕失眠、容易感冒、面色苍白者。

2. 患有皮肤病、过敏性哮喘的人要谨慎食用此汤；平时怕热、易上火、口腔溃疡、手足心热的人，以及风热感冒、发热咽喉疼痛者，不宜服用此汤。

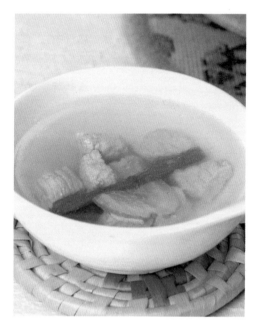

当归生姜羊肉汤

补虚散寒

材料 羊瘦肉 250 克，当归 10 克。
调料 姜片 20 克，盐 4 克，油适量。
做法

❶ 羊瘦肉洗净，切块，放入沸水中焯烫去血水；当归洗净浮尘。

❷ 锅置火上，倒油烧至七成热，炒香姜片，放入羊肉块、当归翻炒均匀，倒入适量清水，大火烧开后转小火煮至羊肉烂熟，加盐调味，去当归、姜片，食肉喝汤即可。

功效 温中散寒，补虚暖体。

艾灸关元穴，帮怕冷的人补阳气

一个人的身体内只有阳气充足，才能温暖身体，才能和外界寒气对抗，人才不会觉得冷。经常怕冷的人，往往是体内阳虚导致的，所以要补阳气。

○ 补阳气的好方法：艾灸

中医认为，艾草具有纯阳之性，能通十二经络、理气血、调阴阳。补阳气较好的方法就是用艾条灸。艾灸是身体的"温补剂"。当体内的阳气不足、温度不够时，应当首选艾灸，尤其适合虚证、寒证。

○ 温阳补虚的好穴位：关元穴

关元穴属于任脉，是足太阴脾经、足少阴肾经、足厥阴肝经与任脉的交会穴。

关元穴位于脐下3寸，为男子藏精、女子蓄血之处。该穴可以行气活血、培肾固本、调气回阳、补虚益损，为保健要穴。

由于关元穴有补肾阳、壮真火的作用，因此，凡属肾阳不足、命门火衰所导致的脾阳不振、脾肾阳虚、心阳不足、下元虚冷、阴寒内盛等，都属于本穴的调治范围。如脾肾阳虚型反胃、呃逆，虚寒型小腹痛等病症。

关元穴还有温通下肢和温阳补虚的功效，对于风寒湿痹、痹阻经络、气血不畅引起的下肢痛及痹症有良好的功效。

○ 艾灸关元穴

取穴原理： 关元穴具有补肾壮阳、调理冲任、理气和血、强身健体等作用。

艾灸方法： 点燃艾条，对准关元穴，距离皮肤1.5~3厘米处，像鸟雀啄食一样上下施灸，每次灸10~15分钟。

功效： 补肾壮阳，温通经络。

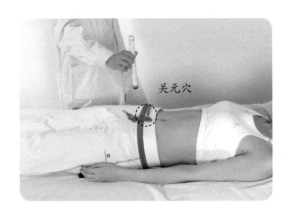

关元穴

补阳气的最简单办法：养背

补阳气，一定要多养背。中医认为，背为阳，腹为阴。只要保养好背部，就能让人体源源不断地生出阳气。

人体背部分布的大多是阳经，脊柱是主一身阳气的督脉所在，督脉为"阳经之海"，统摄一身之阳，全身阳气的运行都与督脉有关。

脊柱两旁是足太阳膀胱经，各脏腑的背俞穴都在背部膀胱经上。这些经穴是运行气血、联络脏腑的通道，刺激这些穴位能起到振奋阳气、调和气血、调理脏腑功能的作用。

如何保养自己的背部呢？有三个简单易行的方法。

捏脊

捏脊是小儿推拿中常用的手法。其实成人也可以用捏脊来养生保健。捏脊能够刺激背部督脉和足太阳膀胱经及五脏背俞穴，达到调整阴阳、调和气血、恢复脏腑功能的作用。操作时可用两手沿着脊柱的两旁，用捏法将皮捏起来，边提捏，边向前推进，由尾骶部捏到枕项部，重复5~10遍。

搓背

搓背可在洗浴时进行。用湿毛巾搭在背后，双手扯紧毛巾两端，用力搓，直至背部发热为止。搓背法有防治感冒、腰背酸痛、胸闷、腹胀的功效。

撞背

双足与肩同宽，背靠墙壁站立，背与墙相隔20~40厘米，全身放松，身体后仰，用背部撞击墙壁，用力适度，借撞击的反作用力使身体恢复直立，撞击下背部时，上身适当前倾，使下背部略向后突起，然后撞击。

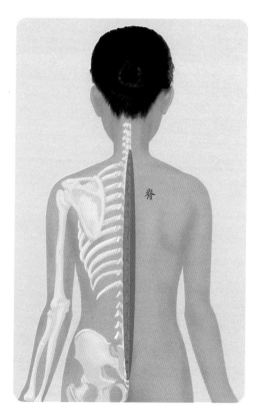

脊

老人阳气虚弱，更要防寒保暖

《黄帝内经·灵枢》中说："人到四十，阳气不足。损与日至。"意思是随着年龄的增长，人的阳气会逐渐亏耗。老年人防寒保暖是个大问题，但是具体实施起来，却要从小处着手，只要处理好一些小问题，防寒保暖其实很简单，一些小妙招就可以帮你解决防寒保暖的问题。

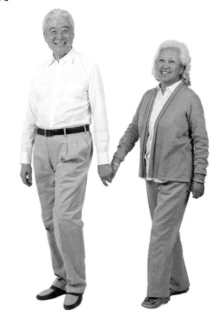

◦ 室温别太高

冬季室内温度过高，与室外温差过大，出门时小血管容易突然收缩，让人感觉更寒冷。因此，室内温度最好设为18~20摄氏度。

◦ 起床前先活动一下腿脚

冬季起床前不妨先活动一下腿脚：首先活动脚趾，上下活动20次左右；然后活动一下脚踝，用脚画圆正反方向各10次；再活动大腿，主动收紧放松10次左右。别小看起床前这些小活动，可以让身体轻松快速地活动开，下床时不会感觉太冷。

◦ 穿件保暖小背心

穿件保暖背心或戴个腹带有助于保持身体核心区域体温，减少身体散热，更有益身体保暖。

◦ 鞋子要干燥

冷天时，血液多数被输送到重要器官，手脚处的比较少。双脚只要一开始冷，就会一直冷。因此，穿鞋前一定要保证鞋子干燥温暖，有暖气的地方可每晚将鞋子放在暖气旁。

◦ 冷水洗脸

老年人冬季每日晨起和午睡后用冷水洗脸，可使面部和鼻腔内的血管收缩；然后迅速产生反射性的充血扩张，这一张一弛，是一种良好的"血管体操"，可促进面部血液循环，提高对寒冷的适应性，预防伤风感冒、气管炎等呼吸道疾病。

十女九寒，
别让体寒冰冻了健康

女人 30 岁后气血走下坡路，给宫寒可乘之机

30~35 岁是女人生命中的一道坎，因为这个年龄段的女性气血开始不足，身体慢慢变虚，容颜也在逐渐衰老。中医认为"寒乘虚而入"，身体变虚了，就给宫寒提供了可乘之机。

○ 30 岁后阳明脉开始衰弱，寒气悄悄潜入

中医认为，女人 30 岁以后，阳明脉开始衰弱。阳明脉包括手阳明经和足阳明经，面部、胸部和腹部都是阳明脉经过的部位，这些地方的经脉气虚、衰弱了，寒气就会悄悄潜入，女人开始出现手脚冰凉、面容憔悴、月经不调等问题。

○ 30 岁以上的职业女性，稍有不慎就会被宫寒缠上

调查显示，在宫寒患者中，超过 80% 是 30 岁以上的职业女性。30 岁是女性生活和事业的黄金期，也是身体容易出现问题的时期，稍有不慎就会被宫寒盯上。

中医认为，女子以血为主，女子在经期或产后，胞脉、血室空虚，寒邪影响人体的冲脉和任脉以及子宫，使血被寒凝滞，气血运行不通，就会出现痛经、经行发热、经行身痛、月经错后或月经过少甚至闭经、不孕、产后身痛等病症。因此，防止被妇科病盯上，就要让自己温暖起来，不做"冷美人"。

> ### 杨力教授提示
>
> **女性体寒毛病多**
>
> 女性属阴盛寒重之体，天生阳气就较为虚弱。现实生活中女性不是手脚不温，就是畏寒怕冷。所以不少医学专家都认为，低温寒冷是造成女性疾病多发的罪魁之一。女性的子宫就很惧怕低温寒冷的刺激。如果不注意小腹、会阴部位保暖，就会引发月经不调、痛经等症。

女性保暖，从暖宫开始

宫寒对女性来说是雪上加霜，《黄帝内经》中说"阴平阳秘，精神乃至"。就是说，只有阴阳平衡，人才精神十足不生病，如果寒气入体，会让女性痛经或月经不调，经血变成血块和暗紫色。因此，女性应该常用温热的能量去中和自己阴性体质的寒气才对，而饮用红糖姜枝水是最方便好用的方法之一。

○ 女性暖体有三宝，生姜红糖加桂枝

生姜性温，不仅有温中散寒的功效，还能除湿发汗，切成细丝和红糖一起熬煮，帮助散寒的同时还有止痛的作用。桂枝温经通阳，可以起到入经络、通阳气的作用，可提高生姜散寒的功效。

○ 如何选购优质桂枝

桂枝各大中药店都有售。选购桂枝，以枝条嫩细均匀、色红棕、香气浓者为佳。

○ 人群宜忌

要注意，热病、阴虚火旺、血热妄行者，孕妇及月经过多者不宜用桂枝。

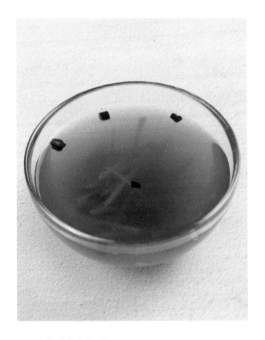

红糖姜枝水

暖宫散寒

材料 生姜 50 克，桂枝 10 克。
调料 红糖 15 克。
做法
❶ 生姜、桂枝洗净，生姜切细丝。
❷ 锅中加适量清水，放入姜丝、桂枝煮沸半小时后取汁，再放入红糖煮沸，温凉后饮用即可。

功效 暖体散寒，补阳气。

常喝陈皮糯米粥，
告别手脚冰凉

女性朋友都有这样一个常识，冬天手冷脚冷，熬碗香喷喷的米粥喝，很快全身就能暖和起来，手脚也热了。这是为什么呢？

○ 温暖脾胃，让手脚变温的"暖心粥"

陈皮糯米粥的主要原料为糯米和陈皮。糯米热量高，在水火的转化下，其热量能很快被人体吸收，温暖脾胃，让血液循环加快，手脚自然就温、不再冷了；陈皮性温，有开胃散寒的功效，可以补阳暖体，改善手脚冰凉的问题。用陈皮和糯米一起熬粥饮用，温暖四肢的效果更好。

○ 如何选购优质陈皮

各大中药店均有陈皮出售。选购陈皮，以皮薄而大、色红、香气浓郁者为佳。

○ 宜忌人群

宜：脾胃气滞、脘腹胀满、消化不良、四肢冰冷者。

忌：阴虚燥咳、吐血及内有实热者。

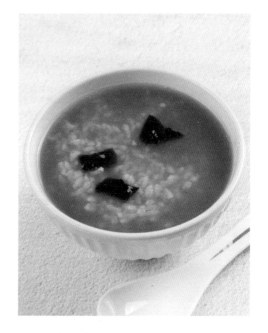

陈皮糯米粥

祛风散寒，温暖四肢

材料 陈皮 10 克，糯米 100 克。
调料 红糖 5 克。

做法

① 将陈皮洗净，掰小块备用。

② 将糯米淘洗干净，加适量水，先用大火煮沸，再用小火煮至米烂。

③ 放入陈皮块再煮 15 分钟，根据个人口味调入红糖即可食用。

功效 温中暖胃，可以改善脾胃虚寒引起的手脚冰凉。

月经总姗姗来迟，喝山楂红糖水祛寒散瘀

月经让女人又爱又烦，规律的月经预示着女人的健康，虽然来月经会有各种不便，但是如果不按时来那就说明身体出状况了。

○ 月经总延后，身体中寒气较大引起的

我邻居家的小女儿，有半年时间都是月经延后，她觉得只要来了就算正常，延后几天并不是什么大事儿。有一天她妈妈跟我说起了这个情况，我听完找时间给姑娘号了个脉，告诉她这是月经不调，是身体中寒气较大引起的，主要表现为手脚冰凉，经期总是推迟。

○ 调理经期延后，祛寒是关键

女性经前，雌激素的分泌本来就处于减少时期，血液循环减慢，此时若再受寒，会使雌激素的分泌雪上加霜，使女性出现排卵障碍，最直接的表现就是月经失调和引发其他妇科疾病。所以，关键的一点就是祛寒。

○ 山楂红糖水，活血调经功效强

山楂具有活血化瘀的功效，而红糖是女性不可缺少的补气养血佳品，女性可以常备这两种食材，在经期时做山楂红糖水，调理经期滞后。

山楂红糖水

散寒调经

材料 山楂 50 克，红糖适量。

做法 山楂洗净，放入砂锅中，加入清水，用小火煮 1 小时，去渣；然后放入红糖，融化后搅拌均匀即可饮用。经期每日 1 剂，分早晚 2 次饮用。

功效 活血化瘀，散寒调经。

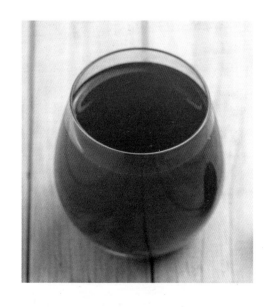

轻松缓解、远离宫寒痛经的小窍门

很多女性朋友在月经来拜访时都会有小腹坠胀、腹部寒冷、疼痛难忍等痛经感受，如何才能安然度过每月的那几天呢？下边教给你一些小方法：

○ 经期尤其要注意腰腹的保暖

"子宫暖，气色好；子宫寒，疾病生。"可见，对女人来说，做好保暖，尤其是腰腹中心的保暖，并注意下身要少受凉是非常重要的。经期女性体内雌激素含量高，同时大量失血，比平时更怕冷，因此更要做好保暖工作，尤其是腰腹的保暖，这样不仅可以保证子宫的温暖，同时，还能形成一个腰腹的温暖中心，使热量由此向四肢传导，升高全身的温度。

○ 热水袋敷小腹

非常时期，保持身体暖和非常重要，这样可以加速血液循环，并松弛你的肌肉，尤其是针对痉挛及充血的骨盆部位。除了多喝热水、姜红茶外，用热水袋给腹部加温，也是一个不错的选择。这样能够温暖子宫，促进血液流通，并使血液的瘀阻迅速缓解，从而消除腹部胀痛。

○ 泡脚＋搓脚心

中医认为，脚是人体的第二心脏，尤其是月经来潮时，直接用热水或是加入生姜、艾叶、益母草、红花、盐等泡脚，不仅有助于祛除体内寒气，赶走痛经元凶，还有助于促进经血的顺畅排出。

泡完脚后，盖好被子，仰卧在被窝中，伸直左脚，脚尖前伸，放平脚背，用右脚心搓左脚背100次；然后两脚交换，同样搓100次，搓热即可。

一到冬天就手脚冰凉、睡不着、两脚不敢伸直、整夜蜷成一团的女性，坚持用这种方法，不仅可以止痛暖身祛寒，还可提升睡眠质量。

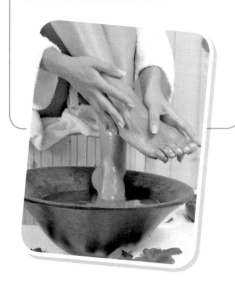

宫寒引起的怀孕困难，阿胶糯米粥补血暖宫

阿胶可促进血中红细胞和血红蛋白的生成，还能促进钙的吸收。多用于调理各种出血或贫血等，子宫内的血液畅通了，宫寒的症状就能有所缓解。

马女士婚后三年，没有生育。她和丈夫之前看过医生，做过许多检查，男方各方面都正常，女方也没患上具体病症，只是月经经常推迟，来月经时总是小腹疼痛、手脚冰凉，热敷后疼痛得到缓解。这是典型的宫寒不孕。马女士后来经常服用阿胶糯米粥，终于怀孕了。

○ 阿胶，出自驴身上的补血佳品

阿胶为驴皮熬成的胶块，因出自山东东阿，所以称为阿胶，为补血佳品。《本草纲目》中称其为"圣药"。

○ 人群宜忌

脾胃虚弱、食欲缺乏者及体内有痰湿或呕吐、泄泻、感冒发热者不宜食用。

阿胶糯米粥

补血益气

材料 阿胶12克，糯米60克。
调料 黄酒、红糖各适量。
做法

1. 阿胶用黄酒浸泡化开，糯米浸泡2小时。
2. 锅置火上，放糯米和适量水，大火烧开后改小火。
3. 粥熟时，放入阿胶，小火继续熬煮。
4. 待粥烂熟时，放红糖，搅匀。

功效 阿胶补血养血，与糯米同食，可以防治宫寒不孕。

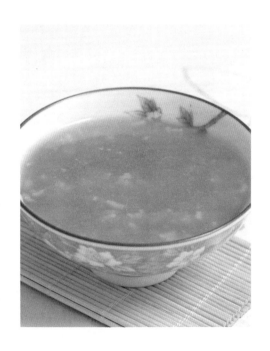

不少男人都会被阳虚体寒盯上

寒邪，损伤男人阳气的罪魁祸首

中医认为，寒伤阳气，阳气虚则百病生。在寒气的影响下，男人身体的各种功能都出现下降，尤其为后天之本的"脾胃"受到的影响最大；脾胃功能下降，则会导致人体抵抗力下降而不耐寒，出现易感冒、怕冷等情况。

○ 男人身体受寒的三个途径

途径一：饮食

经常吃冷饮冷食，直接给身体内部降温，时间长了极易受寒。过多食用寒凉之物，如喝冰镇啤酒、吃冰镇西瓜等，给身体带来的寒湿更重。一年四季都大量吃凉拌菜的男性更易受寒。

途径二：衣着

天冷了，衣服穿少了很容易受寒。男士在空调房间里穿背心、短裤极易受寒。长期不穿鞋，只穿薄袜子甚至不穿袜子在地板上走动同样也易受寒。冬天天冷，家中若没有暖气，穿凉拖鞋极易受寒。夏天在空调房间里不穿袜子也极易受寒。

途径三：洗浴

没有洗冷水澡习惯的人如果洗澡时水温偏凉极易受寒。洗澡后直接吹电风扇，时间久了容易受寒。洗澡后直接进入空调房，并不注意及时添加衣服，也是极易受寒的。洗头后不及时擦干、吹干，再吹凉风后，极易受寒。

○ 经常按揉大椎穴，可防寒护阳

大椎穴具有统领一身阳气、联络一身阴气的作用。时常推拿大椎穴，能达到调节全身阳气的目的。

用食指和中指或其中一指着力于大椎穴上，按揉 5~10 分钟，每天 1 次。

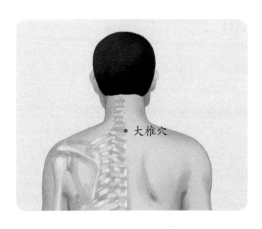

大椎穴

阳痿不是男人的错，都是寒邪惹的祸

阳痿是指有性欲要求时阴茎不能勃起或勃起不坚，或者虽有勃起但不能保持足够的性交时间，因此妨碍性交或不能完成性交。阳痿对于任何男人来说都是一件痛苦的事，积极调理才能解决身心困扰。

45岁的刘先生是司机，因为长时间的久坐使他的身体在变虚。他经常腰酸腿痛，更糟糕的是性能力也下降了。

刘先生去见了一位老中医，经过诊断得知，刘先生是因为压力过大、劳累过度，再加上长期吹空调，腰肾受寒以致损伤肾阳才导致阳痿的。

中医认为，中年男性房事过度或压力过大会引起精气亏损，外寒侵体损伤肾阳就会导致阳痿发生；忧郁成疾会损伤心脾，导致气血亏虚，从而引起阳痿；另外，惊恐过度会伤肾伤气，也可能导致阳痿。

那位老中医给刘先生开了一副食疗方：枸杞羊肾粥，刘先生食用了一个多月，肾虚阳痿的情况得到了缓解，夫妻感情也变融洽了。

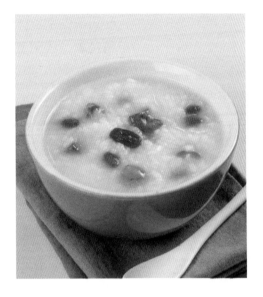

枸杞子羊肾粥

补肾暖体壮阳

材料 枸杞子50克，大米150克，羊肾1个，干姜3片。

做法

❶ 将枸杞子洗净；羊肾去筋膜后与干姜一起切碎；大米淘洗干净。

❷ 锅内加水烧开，将大米放入锅中，煮开。

❸ 煮开后，将枸杞子、羊肾、干姜放入锅中，转小火煮熟后即可食用。

功效 枸杞子可补益肝肾，羊肾、干姜能温补肾阳。三者结合煮粥，对调理寒邪损伤肾阳导致的阳痿效果显著。

早泄多由肾阳虚引起

早泄是一种常见的男性性功能障碍，指在性生活中射精过快，或阴茎尚未插入阴道就已经射精，无法进行正常的性生活，难以让女方达到高潮的一种疾病。早泄也是中老年男性的多发病。

郭先生40多岁，奋斗了20多年，开了自己的公司。他平时生意忙，也仗着自己年轻，没怎么在意养生方面的事情。不过，这段时间内他经常觉得自己腰膝酸软、乏力。关键的是，在夫妻生活中感觉有心无力，经常出现早泄现象。

经过中医诊断，郭先生这种情况是肾阳虚弱引起的早泄。中医认为，肾虚是造成早泄的根本原因。肾是人的动力源泉，中年男性如果长时间处于劳累或者纵欲的情况下，就会损伤自身的精气，从而出现肾虚症状，伴随肾虚的就是腰膝酸软、精神萎靡、早泄或阳痿等。

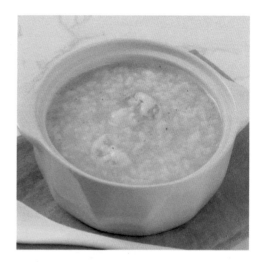

韭菜籽虾仁粥

补肾止泄

材料 韭菜籽20克，虾仁50克，大米100克。

调料 鸡汤、盐各适量。

做法

❶ 将韭菜籽研为细末；大米淘洗干净，捞出备用；虾仁去掉虾线，洗净、焯水、切碎。

❷ 锅置火上，倒入鸡汤和适量清水烧开，加大米和韭菜籽末大火煮沸，转小火熬煮至黏稠。

❸ 把虾仁放入粥中，煮10分钟，再加盐调味即可。

功效 韭菜籽能养肝护肝、补肾壮阳；虾仁可补阳气、强筋骨。两者搭配煮粥食用，可以补肾止早泄。

夜尿频多，体内无寒，烦恼自然消

男人过了 40 岁，有些人会被尿频盯上。每天小便次数很多，一天 7~8 次，甚至是 10 来次，晚上也要起夜 3~4 次，尤其是天冷的时候，上厕所的次数就更多了。正常成年人，一般白天排尿 4~6 次，夜间 0~2 次。如排尿次数明显增多，超过了上述范围，就是尿频。中医认为，尿频的最终根源就在于体寒或是受寒使阳气受损。

肾虚寒使膀胱肌无力

中医认为，尿频常因肾阳不足、肾气失固而引起。晚上起夜，0~2 次属正常，若饮水不是很多，频繁起夜，一般属肾气虚、肾阳不足。

肾气虚亏不足，好比没有热源，使膀胱无法正常气化和固摄水液，膀胱会表现出气化无力，膀胱平滑肌的肌纤维张力就会出现下降，使得膀胱的伸缩性降低，肾关不固，就像大门关不严，所以会出现尿频和尿失禁现象。

隔姜灸神阙穴，调理小便不利

人的肚脐部位，中医称之为"神阙穴"，意为肚脐部位是藏神气的地方。神阙穴隶属于任脉，为任脉上的阳穴，温暖此穴可以温肾阳、祛寒、止尿频。

艾火为纯阳之物，作用于人体可补充阳气；生姜有活血散寒的功效。隔姜灸神阙穴可以理气血、祛寒湿、止尿频。

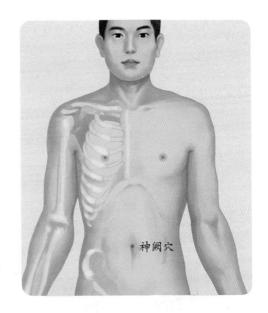

神阙穴

操作方法：先在肚脐里放些盐，然后将姜切成 0.3 厘米厚的姜片，在姜片上扎些小孔，姜片放到盐上，然后点燃艾炷，放到姜片上。通常情况下，灸一壮艾炷就能得到不错的效果。

胃痛，补阳气，调气血

寒邪侵胃，疼痛难忍

寒邪导致的胃痛，是现代人的一大痛苦。一旦被盯上，轻则疼痛不已，重则忽然发作，发作便是剧痛。一旦感受到寒冷，疼痛就会加剧。因为寒邪得阳则散，所以喝点开水疼痛便能缓解。

《黄帝内经》中描述脾胃是"仓廪之官，五味出焉"。可以将脾胃看作是食品加工厂，而阳气是加工厂的生产线。易损阳气的寒邪入侵，可导致这条生产线运行缓慢，甚至瘫痪，而处理不及时的原材料在"仓库"里堆积，不仅阻塞了仓库，还会发生腐烂。所以寒邪导致的胃炎，不仅有腹胀的症状，还有口臭的现象。平时不注意腹部保暖，常导致腹部受凉，或者吃太多的生冷食物，都会导致胃寒胃痛。

一块红糖两颗枣，不害胃痛直到老

应对寒邪导致的胃痛，有一个很简单的方法就是：一块红糖两颗枣。

红枣和红糖都是补气血、祛寒邪的佳品。性味甘平的红枣是脾之果，红枣能够约束脾胃的阳气；红糖有补血、活血、暖体、化瘀的功能。时常用红糖和红枣泡水喝，或者常喝红糖红枣粥，对于祛寒暖胃有很好的功效。

红糖红枣粥

温补阳气，暖胃止痛

材料 糯米100克，桂圆肉20克，红枣5颗，红糖10克。

做法

❶ 糯米淘洗干净，用水浸泡4小时；桂圆肉去杂质，洗净；红枣洗净，去核。

❷ 锅置火上，倒入适量清水烧开，加糯米、桂圆肉、红枣，大火煮沸，再用小火熬煮成粥，加入红糖搅匀即可。

功效 祛寒，散瘀，暖胃，止痛。

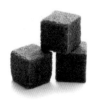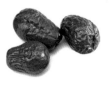

红糖＋红枣：驱寒暖胃的佳品

枸杞山药牛肉汤，健脾益胃解疼痛

牛肉是家庭餐桌上不可或缺的一种食材，也是一味暖脾暖胃的好食材，尤其适合受寒胃痛者食用。

○ 健脾暖胃多吃黄牛肉

中医认为，牛肉有很好的补益作用。《韩氏医通》记载："黄牛肉补气，与黄芪同功。"牛肉能补脾胃、益气血、强筋骨，中气不足、气血两亏、体虚腹泻之人，尤其适合多吃牛肉。

相比而言，黄牛肉补气血、暖脾胃的作用更好，更适合脾胃虚弱的中年人。但是因黄牛肉性偏热，所以口舌生疮、容易过敏的人最好别吃。

枸杞山药牛肉汤

暖胃，止痛

材料 牛肉150克，山药100克，芡实10克，桂圆肉、枸杞子各10克。

调料 葱段、姜片、料酒、清汤、盐各适量。

做法

❶ 牛肉洗净，切块，焯水捞出沥干；山药洗净，去皮，切块；芡实、枸杞子、桂圆肉洗去杂质备用。

❷ 砂锅内放入清汤，放入牛肉、葱段、姜片，大火烧开后，加入料酒，改小火炖2小时，放入山药、芡实、枸杞子、桂圆肉，小火炖30分钟，加盐调味即可。

功效 暖脾祛寒，止胃痛。

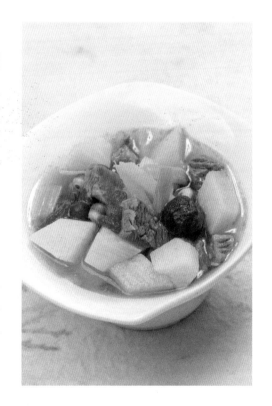

一受凉胃就痛，用肉桂丁香敷肚脐

肉桂、丁香是温热散寒中药，改善受寒引起的胃痛效果很好。用肉桂、丁香作为药贴，贴敷在肚脐上，能够缓解受寒凉引起的胃痛。

○ 肉桂丁香贴，暖肠胃止胃痛

肉桂丁香贴，主要由肉桂、丁香、吴茱萸、木香、苍术、五倍子等中药材组成。中医认为，吴茱萸、丁香辛热，可除寒呕、温胃；木香微温，散滞和胃；肉桂辛热，通脉、温补；苍术苦温，健脾燥湿；五倍子味酸寒、收敛固涩。这些药合用敷脐能通神阙穴，具有祛风散寒、暖胃止痛的功效。

○ 肉桂丁香贴家庭使用方法

药物：木香5克，吴茱萸、丁香、肉桂、五倍子各10克，苍术12克。

方法：将以上药物共研成细末，混匀后加食醋适量调成糊状，敷于脐部，用胶布或伤湿止痛膏严封固定，每两天换药1次。

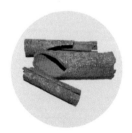

肉桂
以皮细肉厚，外皮灰褐色者为佳

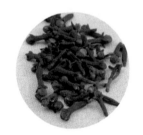

丁香
以个大、粗壮、色红棕、油性足者为佳

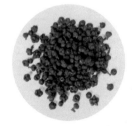

吴茱萸
以酸味浓、干燥无核、洁净者为佳

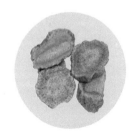

木香
以坚实、香气浓，油性大者为佳

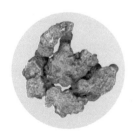

苍术
以质坚实、断面点多、香气浓者为佳

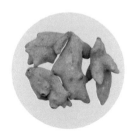

五倍子
以表面灰褐色或灰棕色，微有柔毛者为佳

经常腰痛，病根是"寒"

腰部受凉疼痛：典型的肾阳虚衰

人到中年，腰痛是常见病症。有的是腰部一侧疼痛，有的是腰部两侧同时疼痛，有的是腰部正中疼痛。排除器质性病变后，腰痛多与肾阳虚有关。肾阳是一身阳气之本，相当于身体里的小太阳。如果肾阳虚衰，腰部经脉缺少这个"小太阳"的温煦、濡养，就会出现疼痛。

○ 肾阳虚腰痛的典型症状：腰部受凉疼痛

42 岁的陈先生是一位出租车司机，长时间久坐不活动给他的腰带来了沉重的负担。每次遇到天气变冷，他的腰部就会隐隐作痛，躺着不动疼痛也不能减轻，而且阴雨天疼痛更加剧烈。

经过诊断，陈先生的腰痛症状是肾阳虚引起的。中医认为，肾阳虚腰痛的一个显著特点就是腰部一遇凉就会疼痛，腰部变暖和，疼痛就会减弱，而且疼痛部位摸上去也是冰凉的。像陈先生这种情况，平时宜多吃些韭菜、板栗、羊肉等食物；另外，可以在夜晚 7~9 点用肉桂生姜汤泡脚，能够散寒通络。

○ 肾阳虚腰痛吃哪些食物

食物	功效	选购妙招	饮食调理方
韭菜	温补肝肾，助阳固精	叶直、鲜嫩翠绿者为佳	**韭菜大米粥：补肾阳，壮腰膝** 新鲜韭菜60克，大米100克，盐适量。将韭菜择洗干净、切段，大米淘洗干净。大米煮粥，待粥沸后加入韭菜段、适量盐同煮成粥，温热服用
板栗	养肾健脾，补肾强精	皮薄肉厚	**栗子红枣粥：暖腰补肾** 取栗子50克、大米100克煮粥，佐以生姜3片、红糖5克、红枣3颗食用，能改善腰酸腿痛
羊肉	补肾壮阳，暖中祛寒	肉质鲜红且均匀、有光泽、有弹性	**羊肉豆腐汤：补肾暖阳，强健腰膝** 取羊肉50克，豆腐500克，生姜20克，盐3克。将材料煮熟加食盐即可，饮汤食肉及豆腐

治腰痛，喝板栗补肾粥比吃药好

对于肾阳虚寒导致的腰痛，调理当以暖肾祛寒为主要方式。尤其是在寒冷的季节，可以喝板栗补肾粥来调理。

中医认为，板栗可以温肾暖体，改善受寒引起的腰部冷痛；山药可以健脾固精，增强免疫力；红枣有暖养脾胃的作用。三者搭配煮粥食用，既可以祛寒暖肾，又能护腰暖体。

不惑之年的王先生，平时从事冷链作业。经年累月，饱受冷空气侵袭，腰部一遇寒凉，就疼痛不安。起初，他还以为身体有了器质性病变。于是到医院，在西医指导下做了各项检查，显示指标都正常。正为此事发愁时，王先生听朋友介绍，去看了中医。大夫诊断为肾阳虚寒导致的腰痛，给他开了中药，并嘱服其常喝一款板栗补肾粥，可以补肾暖体，改善腰痛。王先生遵医嘱去做，经过一年多时间，腰痛得到了改善。

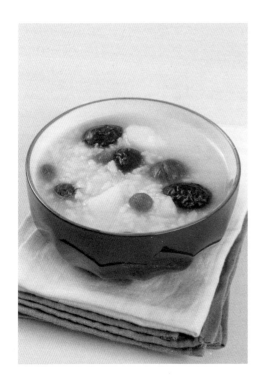

板栗补肾粥

补肾暖体，强健腰膝

材料 山药50克，板栗60克，大米80克，枸杞子5克，红枣6颗。

做法

❶ 将板栗煮熟，剥皮取板栗肉洗净，掰小块；大米淘洗干净，浸泡30分钟；山药去皮，切小块；红枣洗净，去核；枸杞子洗净。

❷ 锅内加适量清水，加入大米、山药、红枣和板栗肉，大火煮开后转小火煮30分钟，加入枸杞子继续煮10分钟即可。

功效 山药可健脾益肾，板栗益精固肾，红枣可温暖脾肾，枸杞子补益肝肾。

肉桂生姜汤泡脚，温阳散寒治腰痛

取肉桂 40 克，吴茱萸 80 克，生姜 120 克，葱白 40 克，花椒 60 克。所有材料用纱布裹好水煮 10 分钟，待水温下降至 40 摄氏度左右，泡脚 30 分钟，每日 1 次。可温肾阳祛寒，改善腰痛、腿膝无力等症状。

药名	别名	性味归经	功效	选购指南
肉桂	桂皮、玉桂	性热，味辛、甘，归肾、脾、心、肝经	补火助阳、散寒止痛	中药店、超市有售。肉桂以皮细肉厚、外皮灰褐色、断面平整、香味浓者为佳
吴茱萸	山萸肉、萸肉	性微温，味酸、涩，归肝、肾经	补肾壮阳、增强体质	中药店有售。吴茱萸以酸味浓、干燥无核、洁净者为佳
生姜	姜、百辣云	性微温，味辛，归肺、脾、胃经	解表散寒、温中止呕	超市、菜市场有售。生姜以气香、味辣、质坚、外皮灰黄者为佳
葱白	葱白头、葱茎白	性温，味辛，归肺、胃经	发汗解表、通阳散寒	超市、菜市场有售。优质大葱的葱白部分会稍微多点儿
花椒	川椒、蜀椒	性温，味辛，归脾、胃、肾经	温中散寒、暖胃止痛	超市、菜市场有售。选购花椒，以粒大、色紫红、香气浓烈者为佳

腰部推拿功，疏通气血、暖肾强腰

现在很多朋友坐着的时间比站起来活动时间要长。人长期坐着，其实很容易导致腰痛的发生。因为长期久坐，容易引起下焦气血瘀滞，从而导致寒湿之邪侵入，对肾和腰部等都不利。为了改变久坐引起的腰痛，可以常做两套腰部推拿功，能够疏通气血、健肾强腰。

○ 揉命门穴

精准取穴： 命门穴在腰部第 2 腰椎棘突下的凹陷中，与前脐中相对。

方法： 用拇指按揉命门穴 100 次，每天坚持。

功效： 每天按揉命门穴，具有温肾阳、利腰脊的作用。

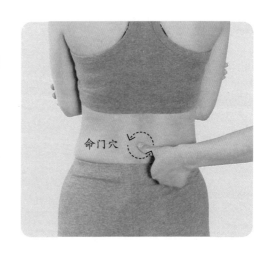

○ 揉肾俞穴

精准取穴： 肾俞穴在腰部第 2 腰椎棘突下旁开 1.5 寸处，与命门穴相平。

方法： 将手掌轻轻贴在肾俞穴上，按顺时针和逆时针方向分别按揉 100 次。

功效： 每天按揉肾俞穴，可滋阴壮阳、补肾健腰。

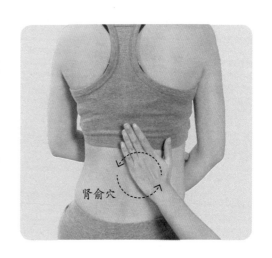

"老寒腿"，艾灸火疗效果好

"老寒腿"盯上了年轻人

"老寒腿"单从字面上就能了解，有湿寒问题的存在。此症多发于老年群体，但在湿气较重的南方地区，如今却成为 80 后、90 后的多发病。

○"老寒腿"是如何形成的

平时不喜欢运动、缺乏防寒意识的人容易被老寒腿盯上，特别是偏爱裙装的办公室女性。这部分人群，平时长时间坐在办公室用电脑办公，回家玩手机，上下班都是乘坐交通工具，很少锻炼身体。加上常穿裙装或者单薄的长裤，经常出入空调房，不注意膝部保暖，大大增加了患骨关节炎的概率。

"老寒腿"的特点是天气越冷越严重，也就是腿部关节疼痛得更厉害。如果此症长期没能得到有效调理，可能会连带伤及肝肾，而畏寒喜暖是此病症的共同反应。

○"老寒腿"危害大

患了"老寒腿"，起初是间歇性疼痛，上下楼梯时疼痛或是长时间运动后疼痛，接着会发展为每走一步都痛，甚至静止时都会出现疼痛，严重的还会导致残疾无法行走。

女性患了"老寒腿"，容易寒气入侵，引发月经不规律、痛经等异常症状。如果不重视导致病情加重，还可能会对女性的生育能力产生影响。

○ 小测试：怎么判断自己是不是有"老寒腿"

1. 经常觉得腿沉，特别是阴天或身处湿气重的环境中。

2. 晨僵，早晨起来的时候关节僵硬，灵活性下降。

3. 久坐后起身困难。

4. 膝关节隐痛，反反复复，甚至红、肿，有时摸着发热。

5. 活动时膝关节会有响声。

6. 阴雨天和气温下降时上述症状会加重。

这 6 种表现如果你中了 2 种以上，请注意："老寒腿"可能已经盯上你了！

踢打腿肚，预防"老寒腿"

"老寒腿"，全称为"下肢动脉硬化闭塞症"，又称为"风湿性关节炎"，是指当天阴下雨、气候转凉或受凉，膝关节冰冷且疼痛。

有意识地踢打腿肚，可以刺激腿部穴位，促进经络血脉的畅通，从而改善老寒腿症状。

踢打腿肚时，实际上是刺激了腿肚上的承山、承筋穴。承山穴有运化水湿、固化脾土的作用；承筋穴可以运化水湿。刺激这两个穴位，可以祛除湿邪、缓解疼痛、振奋阳气、缓解疲劳，对于改善"老寒腿"、小腿肚抽筋、腰腿痛、脚部及膝盖劳累、痔疮等都有较好的效果。

踢打腿肚动作要领：

在步行时，可以用一条腿支撑地面，另一条腿的脚面依次踢打小腿肚的承筋穴、承山穴，然后两腿交替进行，如此踢打80次以上。

承山穴： 在小腿后面正中，当小腿伸直和足跟上提时，腓肠肌肌腹下出现凹陷处。

承筋穴： 位于小腿后面，腓肠肌肌腹中央，承山穴之上。

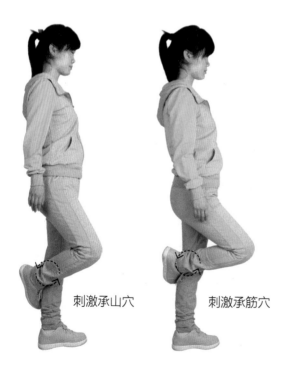

刺激承山穴　　　　刺激承筋穴

杨力教授提示

做好下肢保暖，有益于
养护"老寒腿"

天气渐冷，想要防治"老寒腿"，更要做好下肢保暖。居室内要温暖，衣物被褥要常晒防潮；天气转冷时，及时增添衣裤被褥；尤其要注意膝关节的防寒保暖，冬季外出时最好使用保暖护膝。

对付"老寒腿"，用艾灸就对了

对于"老寒腿"的本质，中医将之归属于"痹症"范畴。它的形成机理大多是因为寒邪风湿入侵人体，导致气血不畅、经络受阻，最终深入筋膜关节而成。因经络不通，不通则痛，这也是"老寒腿"痛点的成因。

但是，如果不幸患上了"老寒腿"也别慌，艾灸可以调理"老寒腿"。想要根除"老寒腿"病痛，那就必须散寒除湿、活血化瘀、温经通络，而艾灸的纯阳之力就是最好的选择。

○ 艾灸阳陵泉穴

精准取穴：位于小腿外侧，腓骨小头前下方凹陷中。

艾灸方法：点燃艾条，对准阳陵泉穴，距离皮肤 1.5～3 厘米处温和施灸，每次灸 10～15 分钟。

功效：艾灸阳陵泉，可舒筋活络、强壮腰膝、调理下焦。

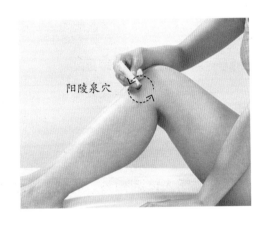

○ 艾灸委中穴

精准取穴：在腿部，股二头肌肌腱与半腱肌肌腱的中间。

艾灸方法：点燃艾条，对准委中穴，距离皮肤 1.5～3 厘米处温和施灸，每次灸 10～15 分钟。

功效：艾灸委中穴有补肾壮阳、舒筋活络的功效，对于"老寒腿"有缓解作用。

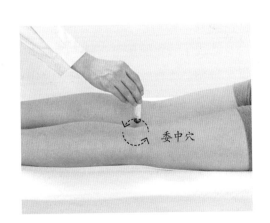

支气管哮喘，
温暖肺肾来止喘

支气管哮喘闹不停，原是寒邪惹的麻烦

支气管哮喘的源头在于寒邪。明代名医张介宾认为，寒邪是诱发哮喘的重要因素。因为寒邪伤肺和肾，继而诱发哮喘。

○ 支气管哮喘的症状表现

支气管哮喘是疑难病症，中医有"内不治喘，外不治癣"的说法。一旦得了哮喘，轻则鼻子发痒、打喷嚏、流鼻涕、咳嗽、胸闷；重则呼吸困难、缺氧，甚至导致心肺功能衰竭。发作的时候，呼吸急促，面容晦暗，苦不堪言。

○ 寒邪损伤人体肺和肾，导致支气管哮喘

中医认为，肺为"华盖"，就是古代君王出门时，张在头顶上或车上的华丽伞盖。肺的位置在五脏六腑中最高，它主要起"华盖"的作用——保护五脏六腑。但肺又是娇脏，开窍于鼻，主皮毛，最容易受到外邪的侵袭。

而且，寒邪还损伤人体的阳气，对肾造成了一定的伤害。肾的功能不仅是藏精，还有维护人呼吸的重要作用。但是肾的活动需要阳气支持，阳气是肾活动的驱动力。受到寒邪攻击的肾，工作效率只有原来的1/2或者1/3，呼吸的驱动力减少了，自然没有原来顺畅了。

杨力教授提示

受寒引起的哮喘，有哪些突出表现

这种患者一般有面色苍白、畏寒肢冷等阳虚症状。当感受寒邪或者阳虚症状加重时，体内则会附加一种寒性，变成寒痰；寒痰会阻塞气道，并且使肺气受损。

黑芝麻生姜丸，散寒润肺是良方

调理支气管哮喘，补肾助阳的同时，兼顾宣肺散寒，有很好的效果。

黑芝麻色黑补肾，经常食用可益寿延年；生姜可以散寒暖胃；蜂蜜，收集了各种草木的精华，古人称之"合水土风露之气"，因此蜂蜜很润。肺是"喜润恶燥"的，很"润"的蜂蜜就有滋养肺脏的功效。冰糖非常"百搭"，银耳莲子汤要用冰糖，冰糖雪梨还要用冰糖，而且这些食物的共性都是润肺。加入冰糖不仅为了调味，还因为冰糖本身也能润肺清痰。这款药膳的材料，采用"集中优势，各个击破"的战术，对改善支气管哮喘有较好的疗效。

黑芝麻生姜丸

暖肾润肺

材料 黑芝麻末200克，生姜汁100毫升，蜂蜜、冰糖各50克。

做法 上述各种材料入盆拌匀，捏成丸状，隔水蒸2小时即可。

用法 储存备用，每日3次，每次1丸，含服。

功效 补肾暖阳，益肺润燥。

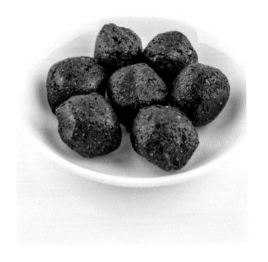

支气管哮喘不用愁，推拿孔最、中府和定喘穴

支气管哮喘，可以用推拿的方法调理，有散寒化痰、止喘的功效。

○ 按压孔最穴

精准取穴： 在前臂掌面桡侧，尺泽穴与太渊穴的连线上，腕横纹上7寸处。

方法： 用拇指指腹用力按压孔最穴2~3分钟，以略感酸痛为度。

功效： 孔最穴是人体手太阴肺经上的重要穴道之一，具有润肺理气的作用，可用于调理咳嗽气喘、咽痛等症。

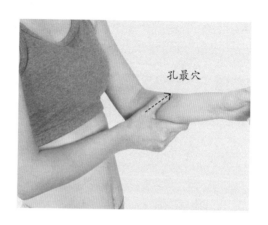

○ 按揉中府穴

精准取穴： 锁骨中点旁开二横指的凹陷处，其下1寸即是中府穴。

方法： 用拇指或食指指腹按揉中府穴5分钟，以有酸痛感为度。

功效： 能够将其他脏腑传来的气血输送给肺经，具有肃降肺气、止咳平喘、调理咳嗽的作用。

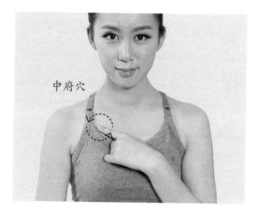

○ 按压定喘穴

精准取穴： 位于大椎穴旁开0.5寸处。

方法： 用双手食指指腹或指节同时向下按压定喘穴1~2分钟，以有酸痛感为度。

功效： 能调整呼吸运动，增强抗过敏性，改善支气管哮喘的症状。

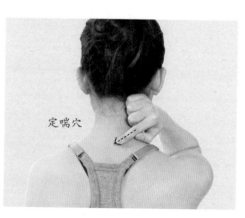

温暖气血，远离冻疮

气血被冻住，手脚就会长疮

冻疮的病根在于寒邪，中医典籍《外科正宗》说："冻疮乃天时严冷，气血冰凝而成。"可以这样理解，人体内运行的有条不紊的气血，如同一条河流。现在天寒地冻，这条河流有的部位就"结冰"了。有句话叫作"流水不腐，户枢不蠹"，现在这条河流冻住了，就会出现"腐"的现象。许多不良生活习惯也成了寒邪的帮凶，现代许多年轻人追求"美丽冻人"，要风度不要温度，衣物不能防风防寒，就容易给寒邪以可乘之机。衣帽和鞋袜过小，也会成为冻疮的"同犯"。包括许多"宅"家一族，长时间不活动，气血运动原本就不通畅，如果被寒邪裹挟，就会患上冻疮。

冬病夏治，紫皮蒜防治冻疮效果好

冬天外界比较寒冷，调理冻疮很不易。所以中医建议冬病夏治，夏天的时候防治冻疮效果最好。

取紫皮蒜1头，去皮后捣成蒜泥，将蒜泥摊在清洁的纱布上，暴晒十几分钟后，趁着蒜泥的热劲敷在患处，并用手轻搓3~5分钟。每天临睡前坚持擦搓1次，连续调理1个月，就能预防冬天生冻疮。

《本草纲目》中曾经对蒜做过说明，认为大蒜属火，性热喜散。冻疮是因为寒邪"冻"住了气血，导致气血运行的不通畅。大蒜就像是火苗，把"冻"住的气血给疏通了。气血运行一通畅，冻疮就不能横行了。

水型寒体的人，
要防寒、防肾病

水型体质，易受寒邪侵扰

肾在五行中属水，故水型体质者偏于肾阳虚。要特别注意的人体重要器官是肾与膀胱，其次是脑与泌尿生殖系统。

水型体质者身体内阴气盛而阳气多偏不足，所以水型人多具有阳虚阴寒疾病及肾脏方面疾病的潜在易感性，比如水肿、腰痛、不孕症等疾病。因此，水型人养生的关键在于温阳益气，注重补阳气。

○ 水型体质者宜动，动则生阳

水型体质者要时常欣赏节奏明快、热情奔放的乐曲，多参加集体性活动，多做有益他人之事。室内布置应以红色等暖色为主，可使人激情奔放，心旷神怡。要积极参加各种球类运动和跑步锻炼，适当参加体力劳动。"动则阳气生"，以动达到生阳去阴的效果。

水型体质者要多吃火性食物

水型体质的人要多吃火性食物，如猪肉、牛肉、羊肉等。此外，水型体质者要多吃动物的心脏。食物的颜色也应以红色为主，凡是红色食物都能够放心食用。红色食物有助于减轻疲劳，且有驱寒的功效，能让人精神大振，增强自信及意志力，使人充满力量。

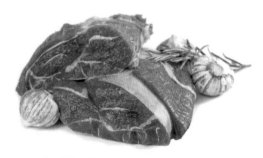

水型体质的人要多吃火性食物，如猪肉、牛肉、羊肉

水型体质者冬季养生指南

水型体质的人尤其要注意冬季养肾，要遵守冬季起居养生法则：早睡晚起，避寒保暖。

○ 冬季应该怎样作息

《黄帝内经》称："冬三月，此为闭藏。水冰地拆，勿扰乎阳，早卧晚起，必待日光。"意思是说在冬季自然界的万物都潜藏了，阳气潜藏于内，此时应该早睡晚起，等太阳出来以后再活动。在寒冷的冬季，保证充足的睡眠时间尤为重要，因为冬季昼短夜长，人们的起居也要适应自然界变化的规律，适量地延长睡眠时间，才有利于人体阳气的潜藏和阴精的积蓄，以顺应"肾主藏精"的生理状态。

○ 用温水刷牙和漱口

温水是指水温35摄氏度左右的水。口腔内的温度是恒定的，牙齿和牙龈在35摄氏度左右温度下，才能进行正常的新陈代谢。如果刷牙或漱口时不注意水温，经常给牙齿和牙龈以骤冷骤热的刺激，可能导致牙齿和牙龈出现各种疾病，使牙齿寿命缩短。

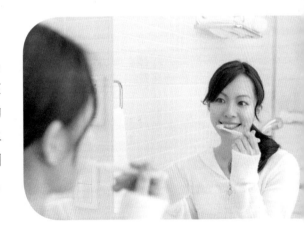

○ 茶余饭后，做简单易行的健肾操

比如坐着看书、看报时，可缓缓地左右转动身体5~6次，然后双脚自然地前后摆动数十次。中医认为"腰为肾之府"，长练此动作，对腰膝有益；其次，可将手掌搓热，置于腰间，上下搓揉，直至腰部感觉发热为止。腰部有督脉之命门穴（正对前面神阙穴），以及足太阳膀胱经的肾俞、气海俞、大肠俞等穴，搓揉腰部后全身发热，具有温肾壮腰、舒筋活血等作用。

冬季学会闭藏，对身体有什么好处呢？

答 中医认为，冬季是养藏的季节。因为冬季寒冷，人像动物冬眠一样闭藏起来，尤其是寒冷的天气尽量减少外出，有助于收敛阳气不外泄，从而增强免疫力。《黄帝内经》里说："冬三月，此谓闭藏。"不仅我们的身体需要"藏"，我们的情绪也要"藏"，把自己的精神藏住，不让它轻易地外露。最好做到平心静气，尽量控制自己的情绪，避免大幅度情绪波动。最佳的方式就是疏泄，把积聚在心中的不良情绪通过适当的方式发泄出去，尽快达到心理平衡。

经常洗脚，对祛寒养生有什么功效呢？

答 脚底皮肤温度是全身温度最低的部位，故而寒邪犯人，易从足起。经常洗脚，能让人身体内部的气血运行更加顺畅。"足是人之底，一夜一次洗"，便能达到"春天洗脚，升阳固脱；夏天洗脚，暑湿可祛；秋天洗脚，肺润肠濡；冬天洗脚，丹田温灼"的效果。

冬季出汗过多，对身体有危害吗？

答 冬季里经常运动到汗流浃背的生活方式并不可取，因为中医认为冬季主收敛，不宜做过量的运动。另外，冬季属于"阳消阴长"的阶段，如果出汗太多容易伤阳。冬天不宜选择运动量很大、出汗较多的锻炼项目，而应选择一些相对平缓的项目，如慢跑、散步、打太极拳等。

早晚梳头对身体各有什么好处？

答 早上起床后梳头10分钟，能通达全身阳气，焕发精神；晚上睡前梳头10分钟，能使紧张、疲劳的大脑放松，促进睡眠。

第三章

避暑——暑邪扰心神，
避之有道防『凶险』

暑为阳邪，炎炎逼人

赤日炎炎似火烧——暑是夏天独有的

我们将夏季独有的热，称为"暑"。"暑"这个字上面一个"日"，下面一个"者"，"者"不仅是指人，而且包括世界上的万物，所以"暑"即有太阳下炙烤的万物之意。因此也有"小暑、大暑，上蒸下煮"的民间谚语。小暑这个节气可以说是炎热的开始，而大暑则到达一年中炎热的顶点。

○ 暑是热之极的表现

小暑是热之始，大暑则是热之顶点。《黄帝内经》中这样说："阳之动，始于温，盛于暑。阴之动，始于清，盛于寒。"就是说，暑属于阳，阳刚开始发动以后是属于温的，没那么热；等到热之极致就变成了暑，所以说盛于暑。换句话说，暑就是热之极。

○ 暑气太过，伤人致病

暑是有季节性的，也就是夏天独有的。因此《黄帝内经》当中也说过："彼春之暖为夏之暑，彼秋之忿为冬之怒。"实际上就是说，春天是气温开始暖和，而到夏天暑来临了，这里突出的是暑的季节性。

中医认为，暑乃夏季主气。暑为火热之气所化，暑气太过，伤人致病，则为暑邪。暑邪致病，有明显的季节性，主要发生于夏至以后。可见暑邪为患，有一个很重要的节气，就是夏至。

暑易袭阳位，夏天要吃点姜

中医认为，暑为阳邪，容易损伤人体的阳位。比如人中暑后，头晕眼花，耳鸣、口干、口渴、鼻塞、恶心、呕吐，都是往上走的，都是阳位，在上在外，包括四肢无力、汗出、心慌、气短等，全是在人体上半部。这是说暑为阳邪，易伤阳位。

为什么中暑的人，常常会挥汗如雨

"暑则皮肤缓而腠理开"，暑为阳邪，阳就是向上向外，所以它有一种升散的作用。暑气会伤害我们的皮肤，造成腠理开放。开放以后，汗就出来了。所以中暑的人有一个共同的表现，就是汗多。尤其是昏倒的患者，往往是大汗淋漓，这就是中暑的一个突出表现。这是由于暑伤到了皮肤，使得腠理开泄，汗就出来了。

冬吃萝卜夏吃姜，不用医生开药方

许多人都知道四季养生有句顺口溜，叫"冬吃萝卜夏吃姜，不用医生开药方"。这里是说生姜是温热的食物，夏天吃生姜是因为夏天脾胃阳气虚少，吃生姜能够温脾胃，预防腹泻等疾病的发生。造成夏季脾胃出现阳虚的原因，主要就是暑气为阳，具有向阳位趋向的

特性。体表和脏腑相比较，体表就是阳，脏腑就为阴。所以，一般体表就有阳盛，而体内就偏于阳虚。吃点生姜不仅可以温补一下脾胃的阳虚，同时生姜还具有发散的功效，可以通过发汗来发散和调节体表的阳盛。

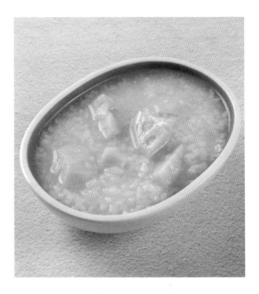

姜汁鲜藕粥

防暑祛湿

材料 莲藕500克，大米100克，姜汁20克。

做法

① 莲藕去皮、洗净切块；大米淘洗干净。

② 将莲藕块、大米放入砂锅内，加2 000毫升清水，用小火熬煮50分钟，熟时加入姜汁即可。

功效 温补脾胃，防暑邪。

暑易耗气伤津，
喝西瓜莲藕蔬果饮

　　暑、热是属于阳性的，能够和我们人体的阳结合起来，就是热伤气。暑侵入人体，耗气伤力，所以中暑的人有一个突出的表现，就是四肢乏力、人体疲乏无力。

○ 暑是怎么耗气伤津的

　　暑是怎么伤气的呢？伤暑之后人会大汗淋漓，汗出过多。出汗说明不仅是津液被伤了，人体的阳气也随之外泄。阳气随之外泄，气就被伤了。所以暑也可以伤气。在这里也提示一下，有人认为，属于阳的也可以伤阴，这就是所谓的阳盛而阴病，而属于阳的就不会伤阳了。实际不是这样，阳盛可以伤阴，可以煎熬阴津，导致津液减少、津液被煎熬。另外，阳盛还可以伤阳。

○ 夏天喝西瓜莲藕蔬果饮，清暑生津效果好

　　莲藕可以清热生津，西瓜能滋阴清热，苹果补益脾胃，梨可以润肺清燥，番茄调补心神。夏天，用莲藕、西瓜、苹果、梨、番茄一起制成饮品，有很好的清暑生津作用。

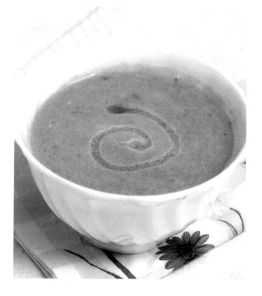

西瓜莲藕蔬果饮

清热，益气，消暑

材料　莲藕、西瓜肉各100克，苹果、梨各80克，番茄50克。

调料　冰糖、蜂蜜各适量。

做法

❶ 苹果、梨、番茄、莲藕分别洗净，去皮，切成小块，放入榨汁机；西瓜肉去籽，切小块，放入榨汁机，一起榨成汁，倒入大碗内。

❷ 将冰糖碾成粉末，加入蔬果汁中搅匀，调入蜂蜜，搅匀即可。

功效　清热，生津，消暑，益气。

暑扰心神，按揉膻中穴效果好

暑为外邪，人体的最外层是我们的皮肤。所以暑能够从皮肤进入人体伤人，同时，暑还是外邪，外邪是一种气，可通过口鼻伤人。我们的脏腑之中，谁跟暑是一类的呢？是心，所以暑邪很容易伤我们的心脏。

○ 暑邪伤心，会有哪些表现

暑邪从口鼻而入，主要损伤人体的心脏，伤人体心脏后会导致一系列的症状。所以中暑的人有一个症状就是晕倒，晕倒是一个不知人事，意识丧失的状态。呼之不应，中医说"心为君主之官，神明出焉"，心是主神志的，所以一旦心神被伤，心不能够主神志，会导致神昏，甚至还会出现胡言乱语。同时，中医讲心外部有一层心包络，心包络是护着心的。外邪损伤我们的心脏，不是说真正就伤到心了，而是伤了心的包络，这个包络就是膻中。所以又把膻中称为"臣使之官，喜乐出焉"，它是把"心主神志"这套东西传达于外的。所以当邪气伤心包络，伤膻中，人就可能会出现神志昏迷、胡言乱语。

○ 按揉膻中穴，宽胸养心

精准取穴：两乳头连线的中点即是膻中穴。

推拿方法：将食指、中指、无名指三指并拢，用三指指腹按压膻中穴，力度适中，至胸闷缓解即可。

功效：可提高心脏的工作能力，缓解胸闷、呼吸困难等症。

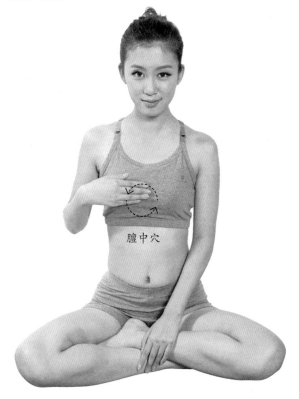

膻中穴

应对暑邪，避是良方

不良生活习惯给暑邪可乘之机

对付暑邪，古人的方法是"避"。暑邪猖獗的时候，换上夏衣，去临水的亭台楼阁，喝一杯降暑气的绿豆汤，就能避暑了。清朝的皇室成员一到天气炎热的时候，就会搬到避暑山庄或颐和园等地方去住，这也是为了避暑。现代人也"避暑"，但是现代人的"避暑""解暑"的方式却又过于极端。

○ 多吃冷饮，对身体有百害无一利

许多朋友喜欢吃冷饮，觉得吃完十分凉快。其实多吃冷饮，对身体并无益处。因为天气热的时候，身体处于舒张、放松状态，对于外部的事物"不设防"。中医认为，进食大量的冷食、冷饮后，寒易损阳，胃肠骤然受到寒冷的刺激，使胃肠工作的阳气不足，胃肠的蠕动能力减弱，消化液随之减少分泌，就易于导致积食、反酸、腹痛等病症。

有的女孩子在避暑时，吃冷饮不忌口，就连来了月经也照吃不误。女性在月经期是不能吃冷饮的，天再热暑邪再猖獗也不宜吃。因为寒邪进入身体后，容易导致血液流行不畅，会产生诸如痛经之类的问题。

○ 夏天光膀子，不仅不美观，而且有健康隐患

许多男士到了夏天喜欢光着膀子，却想不到光着膀子收获的不仅是凉快，还有健康隐患。我们经常用"心腹之患"来形容最大的祸患，用"心腹"形容自己的亲信，足见"心"和"腹"的重要性。因为人的五脏心肝脾肺肾都在胸腔和腹腔之中，这些脏器很娇贵，光着膀子就容易让胸背受凉，导致胃肠、呼吸道及心血管系统的各种疾病。

熬一碗酸梅汤，祛暑又养心

夏天喝一杯酸梅汤，可以轻松达到祛暑养心的效果。古人曾写过这样的诗句："梅汤冰镇味甜酸，凉沁心脾六月寒，挥汗炙天难得此，一闻铜盏热中寒。"由此可见，酸梅汤的祛暑之功。

酸梅汤的主要原料是乌梅，佐以山楂、甘草、冰糖等物。《本草纲目》里说乌梅"梅实采半黄者，以烟熏之为乌梅"。乌梅能除热送凉，安心宁神。搭配调和脾胃的山楂，加上入心经的甘草，以及有行气功效的糖桂花，熬成的酸梅汤，就像是心的卫士，保护心不受暑邪的伤害。

酸梅汤

冰凉，消暑，清心

材料 乌梅、干山楂各3克，陈皮2克，甘草1克。

配料 糖桂花、冰糖各适量。

做法

❶ 将乌梅、陈皮、山楂和甘草洗净，在清水中浸泡半小时。

❷ 将浸泡后的材料放入锅中，加4 000毫升水，小火熬煮40分钟；将煮后的材料捞出，汤汁备用。

❸ 将捞出的材料再加入2 000毫升水，继续小火熬煮20分钟。

❹ 将两次的汤汁混合，加入冰糖煮至化开；关火，加入糖桂花，盖上锅盖闷10分钟左右即可。

用法 每天早晚各1剂。

功效 宁神安心，祛暑。

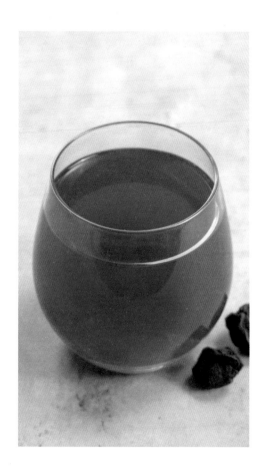

夏季藿香，解暑祛湿辟秽又扶正

藿香，是大家都比较熟悉的一味中药，很多人可能都使用过，如著名的藿香正气丸、藿香正气水等就以藿香为主药。

藿香性微温味辛，归肺脾胃经，化湿而不燥热，又善于解暑，为解暑要药；同时，其气味芳香，散邪辟秽和脾胃，对于夏季感冒、寒热头痛、脘腹胀痛、呕吐泄泻、妊娠呕吐、手足癣等都有较好的功效。

○ 藿香不仅可除湿，还能振奋脾胃之气

藿香的主要功能是祛除湿气，相当于茯苓、苍术、薏米等祛湿药材和食材，藿香还有一个重要的作用，那就是扶正气、振奋脾胃之气。当脾胃被湿气困住后，只祛湿有时效果并不好，尤其是当湿浊之气严重，导致脾胃陈腐郁积时，这时用藿香先把脾胃的气机提起来，调和人体的胃肠道，消除胃肠的不适。胃肠功能好了，再祛湿就会容易多了。

○ 藿香正气散防暑湿，夏季可随身携带

藿香正气散是著名的民间古方，扶正气、化邪浊，抵抗各种细菌、病毒等对人体的侵害，提高人体免疫力，对于调理夏季暑湿而出现的恶心、头痛、食欲不振、呕吐、腹泻、皮炎等不适，都有较好的功效，早已得到人们的广泛认同。

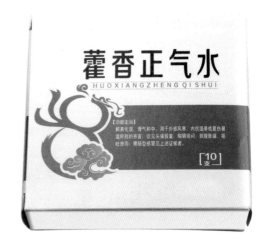

目前的成药有滴丸、口服液（水）、软胶囊等多个品种，且具有起效快、药物稳定性高、不易水解氧化、无异味、携带方便等特性，避免了煎药的不便，同时也保证了药物的质量，适于夏季家中常备或外出携带。

睡好子午觉，祛暑兼养心

按照中医养生的观念，睡眠与醒寤是阴阳交替的结果。阴气盛则入眠，阳气旺则醒来，所以《黄帝内经》说："阳气尽则卧，阴气尽则寤。"

为什么要睡好子午觉？

古人把昼夜24小时分为12个时辰，2小时为一个时辰。子午觉就是晚上在子时（23：00～次日1：00）熟睡，白天在午时（11：00～13：00）午休。

按照《黄帝内经》的睡眠理论，夜半子时为阴阳大会，水火交泰之际，这时称为"合阴"，所谓"日入阳尽，而阴受气矣，夜半而大会，万民皆卧，命曰合阴"。所以夜半应长眠、深眠，因为阳尽阴重之故。

反之，午时为日出阴尽，而阳受之，日中而阳重，阳主动，此时应为"合阳"，此时应是工作最出效率之时，适当地休息一下，更容易养足精气神，为工作积蓄能量。

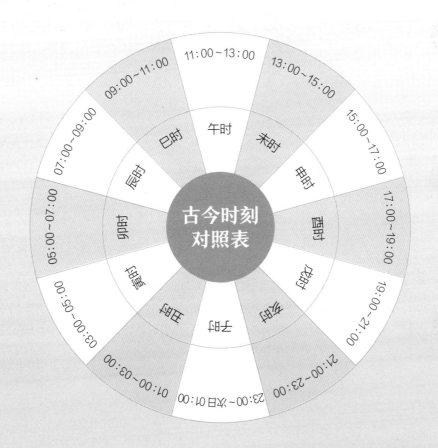

○ 子午觉的原则：子时大睡，午时小憩

睡子觉就是说夜晚在子时以前上床，子时进入最佳睡眠状态。因为子时是"合阴"时间，睡眠效果最好。睡午觉，就在午时（11：00～13：00）小憩片刻。所以睡子午觉是"子时大睡，午时小憩"。

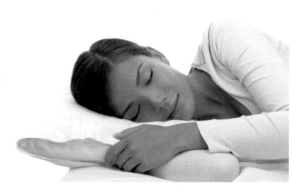

○ 提高睡眠质量的三大法宝

① 睡前减慢呼吸节奏

睡前可以适当静坐、散步、听轻缓的音乐等，使身体逐渐入静，静则生阴，阴盛则寐，最好的办法是躺在床上做几分钟深呼吸，精神内守，睡眠质量才会最好。

② 睡前可以吃点养心阴的食品

睡前2小时可吃一点养心阴的东西，如冰糖莲子羹、小米红薯粥、藕粉等，因为人睡觉后，心脏仍在辛苦地工作着，所以睡前适当地补益心阴有助于健康。

③ 睡前用温水泡脚

最好睡前用温水泡脚，再辅以足底按摩效果最佳。因为泡脚可以促进心肾相交，心肾相交意味着水火既济，对阴阳相合有促进作用，阴阳合抱，睡眠质量自然较高。

百会穴、印堂穴、神门穴，除暑邪三要穴

只要体内的气血运转正常，不管是暑邪还是寒邪，统统无法入侵。所以，我们可以通过推拿的方式，补益体内的气血，从而达到防治暑邪的目的。经常推拿三个要穴，能让我们的身体气血正常。

◦ 按揉百会穴

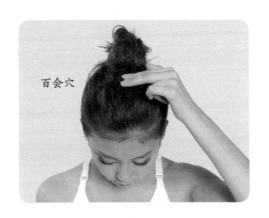

精准取穴： 位于头顶的正中线和两耳尖连线的交点处。

推拿方法： 入睡前用中指或食指的指腹按揉百会穴 100 次。

功效： 百会穴位于头顶正中，内应于脑，故而与脑密切联系，也是调节大脑功能的要穴。按揉百会穴可醒脑开窍。

◦ 按揉印堂穴

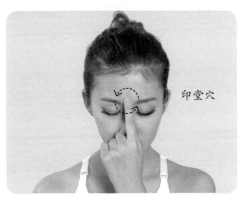

精准取穴： 两眉头连线中点处即是印堂穴。

推拿方法： 用食指点按两眉中间的印堂穴 10 秒，重复 5 次。

功效： 清头明目，缓解暑热引起的头昏脑涨。

◦ 按揉神门穴

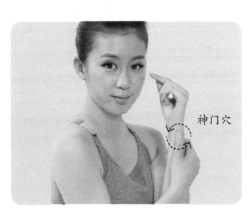

精准取穴： 位于手腕内侧（掌心一侧），腕掌侧远端横纹尺侧端，屈肌腱的桡侧凹陷处。

推拿方法： 用拇指指腹按揉神门穴 3~5 分钟。

功效： 调理炎热的夏季，因心神不安导致的失眠。

夏至防暑，谨防心脑血管意外

夏至一阴生。也就是说这一天阳气最盛，阴气最弱。是人体阴阳气机转换容易出现问题、阴阳容易失衡的时候。从这个角度来说，老年人以及心脏不好的人容易在这个时间段出现问题。

从西医角度来说，夏季老年人的血液黏稠度容易升高，再加上表皮血管扩张、血液循环加快、心肺负荷加重，容易出现心脑血管疾病，所以心肺系统在盛夏面临着严峻考验。如此说来，老年人身体状态在夏至及伏天确实易出现波动。因此说，夏至预防心脑血管疾病突发势在必行。

◦ 温差别太大

室内可用电风扇促进空气流动，空调可用除湿功能，降低湿度缓解闷热的感觉，温度不宜调得太低，一般以 26~28 摄氏度为宜，室内外温差不应超过 7 摄氏度，否则进入室内会加重体温调节中枢的负担，严重时可引起体温调节中枢的紊乱。高血压患者不宜长期在空调房中，否则易出现头晕不适等症。夏天也要洗温水澡，不宜用过冷或过热的水洗澡。

◦ 晨练应注意的问题

睡眠时，人体各神经系统处于抑制状态，活力不足，晨起时突然大幅度锻炼，神经兴奋性会突然增高，极易诱发心脑血管疾病。

◦ 夏季饮食注意

饮食要清淡，尽量少吃油腻食物，多吃些新鲜蔬菜和瓜果，要多喝温开水，及时补充水分，尤其是晚上睡觉前和早晨起床后应喝一杯温开水，如有条件，可多喝绿豆汤、莲子汤、百合汤、菊花茶等，既可补充水分，又能清热解暑。减少盐的摄入，每天食盐量控制在 6 克以内。

中暑也分阴阳，调理不一样

阳暑不用慌，来碗绿豆汤

中医认为，中暑是分阴阳的。患了阳暑的人，爱出汗，老是口渴，容易发热，心情烦躁，看什么都不顺眼。

○ 暑邪导致阳暑，不是单独作案

暑邪导致的阳暑，不是单独作案，而是团伙协同作案。大家都明白，夏季暑邪的力量达到顶峰，热浪滚滚，让人身体内的热散不出来。加之过度的体力消耗，耗费了大量的气血，这就给暑邪以可乘之机。而且，我们本身的元气亏损，就成为暑邪发展的"温床"。因为元气是保护我们身体不受暑邪等外邪侵犯的士兵。如果兵强马壮，暑邪就不敢嚣张；如果尽是老弱病残，暑邪就大摇大摆地进来了。所以，经常中暑的人多是小孩或者是老人，因为老人和小孩的元气比较弱。

○ 绿豆，暑邪的"清道夫"

如果是轻度的阳暑，食疗的方式可以调理，最常用的方法就是喝绿豆汤。绿豆之所以能祛除暑气，是因为绿豆"气寒足以清心火，味甘可以解热毒"。我们可以将绿豆理解为一位清道夫，它会将淤积在我们体内的暑邪清理干净。

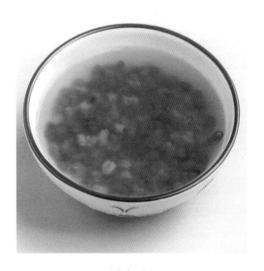

绿豆汤

清热解暑

材料 绿豆 100 克。

做法

❶ 将绿豆洗净，沥干水分后倒入高压锅中。

❷ 在高压锅中加入沸水，煮 25~30 分钟至绿豆软烂即可关火。

功效 清理暑邪，解热毒。

刮痧大椎穴，气血畅通防阳暑

阳暑的病因，外因是暑邪，内因是我们自身的"妄劳作"，以及本身的元气不固。通过刮痧的方式，可以使气血通畅，祛除暑邪。

○ 刺激大椎穴，能培补元气、应对暑邪

大椎穴又叫百劳穴或上杼穴。百，形容多；劳，意为劳作，百劳穴的意思就是忙忙碌碌的气血再次交汇。而上杼，则是形容这个穴位内的气血非常饱满坚实。

经常刺激大椎穴，能有效地提升身体的阳气，有培本固原的作用。因为大椎穴是手、足三阳经以及督脉之会，所以大椎穴拥有的阳气是手、足三阳经的阳气和督脉的阳气汇合而成的，阳气充沛，因而经常刺激这个穴位，能让这些充沛的阳气发挥最大的功效，从而温煦全身。

○ 刮痧大椎穴

精准取穴：在项背部脊柱区，第 7 颈椎棘突下凹陷中，后正中线上。

刮痧方法：用刮痧板，取大椎穴上下左右各 10 厘米的区域由上往下刮痧，至有痧斑出现即可。

功效：补益气血，让身体免受暑邪侵袭。

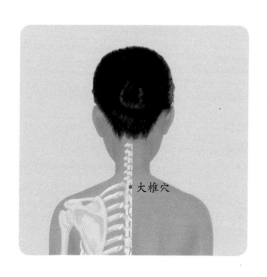

·大椎穴

杨力教授提示

与其治阳暑，不如预防阳暑

预防阳暑也很简单，在炎炎夏日，尽量减少被太阳直射即可。尤其是中午紫外线最强烈的时间，应该减少外出。如果必须外出的话，不妨戴上遮阳的帽子以及清凉油等，来规避暑邪。

阴暑添烦恼，三豆饮解忧愁

元气亏损是阴暑的温床。暑邪大行是阴暑的主要原因；饮食起居失调是阴暑的导火索。调理阴暑，需要从清热解毒、健脾利湿层面入手。

○ 夏季吃生冷的东西，容易被阴暑缠住

夏天的时候总是吃一些生冷的东西，比如冰镇西瓜、冰激凌之类的，或是待在房间里，吹电扇、吹空调，还自以为享受，却不知这种行为是"明知山有虎，偏向虎山行"的不明智行为，稍不小心就可能被阴暑缠住。

○ 绿豆、红豆、黑豆一起煮汤，清热消暑效果好

将绿豆、红豆、黑豆这三种豆放在一起煮，能解乏提神、解暑。三豆汤就是一套组合拳，绿豆是负责进攻的长拳，因为绿豆最大的功效是清热解暑，能快速地将人身体内的热毒打散；绿豆攻势未歇，红豆紧随其后。红豆的主要功效是清热利湿，把暑邪的帮凶——湿邪给打退。两豆攻势，一急一缓。黑豆则能够健脾补肾。

三豆饮

清热，解阴暑

材料 绿豆、红豆、黑豆各 10 克。
做法
❶ 将绿豆、红豆、黑豆放入锅中，加水
600 毫升，用小火煎熬成 300 毫升。
❷ 连豆带汤喝下，暑期可常服。

功效 清热解毒，健脾利湿。

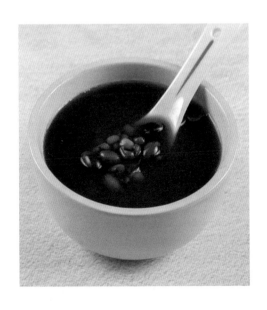

夏季胃肠常不适，
暑邪一除全身轻

夏天炎热，胃肠也容易"中暑"

许多人都会对这样一句话习以为常："到夏天就好了，自然就瘦了。"为什么到夏天人就会变瘦呢？因为"苦夏"炎炎夏日，人的食欲大大减退。对于需要减肥的人来说，最讨厌的季节肯定是夏季。因为夏季天气炎热，衣衫单薄，赘肉就不可避免地暴露在外边，让人显得尴尬。但对于想要减肥的人来讲，最好的季节也是夏季，因为夏天正好是减肥的良机。

○ 苦夏的原因：胃肠也惧暑

"苦夏"不是自然现象，而是一种病。苦夏的人，吃东西没胃口，日益消瘦，所以就容易减肥。不仅如此，苦夏的时候，人们的胃肠比较娇弱，要么就是拉肚子，要么就是便秘，或者是呕吐。头晕目眩是常态，有时候胸口跟压了石头一样发闷。此外，还容易浑身无力气，做什么都没精神。总喜欢出汗，睡不着觉。

究竟是什么原因引发了苦夏呢？苦夏的病根在于人的胃肠同酷热的环境不相容。凡是苦夏的人，几乎都是身体比较虚弱的人，这样的人气血不充足、胃肠虚弱，不能很好地适应外部环境。夏天的时候暑邪猖獗，入侵人体后，苦夏的现象就会出现。

○ 青梅煮酒除苦夏

应对苦夏，最好的方式就是喝点青梅酒。《三国演义》中刘备和曹操"煮酒论英雄"一节，他们所煮的酒就是青梅酒。因为当时正值夏季，喝青梅酒既开胃又祛暑。

青梅冬天开花夏天成熟，成长期长达半年，所以得"木之全气"，味道最酸，且入脾经。胃肠得了青梅，就像是安了助力器，帮助胃肠更好地适应外部炎热的环境。

材料 青梅 500 克，冰糖 100 克，35 度白酒 800 毫升。

方法
1. 将青梅洗净后，沥干水分。
2. 再将青梅和冰糖交替放在广口瓶中，然后倒入白酒，盖严盖子后，放在阴凉处保存。
3. 等青梅沉到瓶底，就可以饮用了。

暑热致痢疾，用"黄连槟榔茶"可除湿热止痢

暑热导致的痢疾，多因夏季饮食不洁，损伤肠胃，湿热之邪乘虚内犯所致。常见的症状是腹痛下痢、里急后重，或大便稀溏、小便短赤、舌苔黄腻。

○ 调理痢疾，以清热、利湿、解毒为主

临床调理湿热痢疾，以清热、利湿、解毒、调气、行血为主。在调理痢疾时，应始终顾护胃气。调理暑热痢疾的药物多为苦寒之品，不要长时间大量使用这一类药物，以防损伤胃气。

○ 黄连 + 槟榔，清热燥湿、泻火解毒

被暑热痢疾困扰的朋友，不妨泡一杯黄连槟榔茶喝。槟榔味甘，性温，归胃、大肠经，能够下气、行水、消积等，对脘腹胀痛、泻痢后重、水肿等有很好的调理作用。本品缓泻，易耗气，所以脾虚便溏或气虚下陷者忌用。

说到黄连，要提一下成药小檗碱，这是一种重要的生物碱，是我国应用了很久的中药。它可从黄连、黄柏、三颗针等植物中提取，有显著的抑菌作用。临床主要用于调理细菌性痢疾和胃肠炎，没有抗药性和副作用。

从中医角度来说，黄连味苦，性寒，归心、脾、胃、肝、胆、大肠经，可清热燥湿、泻火解毒，用于湿热内蕴、胃肠湿热、呕吐、泻痢等症。

黄连槟榔茶

清热利湿，治痢疾

材料 黄连1克，槟榔3克。

方法

❶ 将上述药材放入瓷杯或玻璃杯中（忌铁器或塑料杯），充入沸水，浸泡10分钟，即可饮用。

❷ 每天1剂，随喝随泡。

功效 该茶饮方有清热燥湿、泻火解毒、防治下痢的作用。

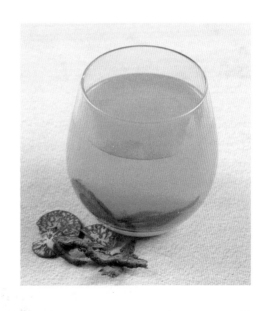

暑湿便秘，可用山药薏米茯苓粥通便

便秘是临床常见的症状，而不是一种疾病，但无论什么原因引起的，最终还是和大肠与脾胃有关。夏天孩子患湿热便秘的情况比较多，其调理的原则是：健脾养胃、除湿除热、润肠通便等。将山药、薏米、茯苓一起煮粥，除湿通便效果较好。

山药强健脾胃，能够帮助消化；薏米可以健脾除湿，改善便秘；茯苓，性平味甘，入心、肺、脾经。这三种食材一同煮粥，具有渗湿利水、健脾和胃的作用，对暑热便秘也有助益，暑热一除便自通。

山药薏米茯苓粥

健脾除湿，通便

材料 山药50克，薏米30克，茯苓粉20克，大米100克，枸杞子10克。

做法

❶ 山药去皮切小块，泡在水里防止氧化；薏米和大米淘洗干净后，浸泡1小时。

❷ 锅内加适量水烧开，将薏米和大米放进锅里，大火煮开后转小火煮烂；再加入山药块和茯苓粉，继续煮20分钟。

❸ 最后加入枸杞子，焖10分钟即可。

功效 除暑热，健脾胃、整肠、促进排便，是药食两用的治暑湿便秘良药。

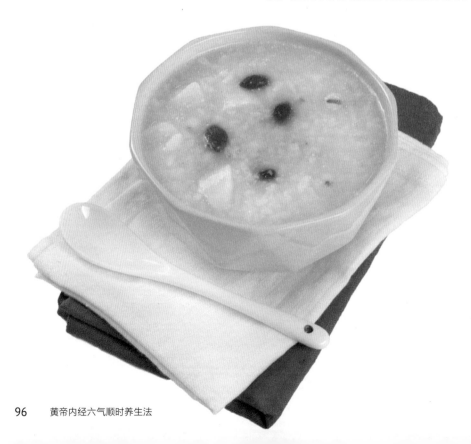

夏季易失眠，
护心安神最重要

百合莲子绿豆粥，清心除火治失眠

中医学认为，暑邪"在天为热，在脏为心"。心藏神，暑邪侵犯了心，就会心烦意乱，浮想联翩，自然不利于睡眠。莲子虽苦可以益心，煮粥来喝是睡方。

古人将莲子心称为"莲之心苗"，因为莲濯青莲，所以莲心含"水之灵液"，加上莲心在盛夏的时候才结出，"秉火之正令"，所以能安静上下君相火邪。这里说的君相火邪，就是心火和肾火。我们可以将莲子心理解成"奇兵"，它引来肾水，灭了心火，火热被祛除了，人心不烦躁，入睡就容易了。

另外，百合可清除心烦、宁心安神，绿豆有清心火、助睡眠的作用。将百合、莲子、绿豆放在一起煮粥，可以清心、安神、促进睡眠。

百合莲子绿豆粥

清心火，促睡眠

材料 大米60克，干百合10克，绿豆
50克，莲子25克。

调料 冰糖5克。

做法

❶ 大米淘洗干净，用水浸泡30分钟；
干百合洗净，泡软；绿豆、莲子洗净
后用水浸泡4小时。

❷ 锅内加适量清水烧开，加入大米、莲
子、绿豆煮开后转小火。

❸ 煮50分钟后，加入百合、冰糖煮5
分钟，至冰糖化开即可。

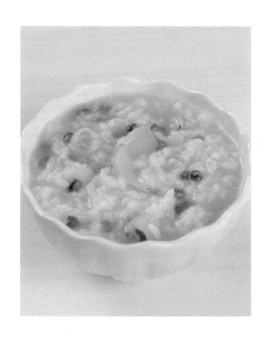

站桩功，宁心安神治失眠

　　站桩是补充元气、养护心神最好的方法之一。元气充满以后，人就会身强力壮，具有抵抗一切疾病的能力；心神安宁，人的睡眠就会变得香甜。许多身体健康的人长期站桩，往往享有高寿。

○ 操作方法

　　功效：站桩能使中枢神经休息，加强血液循环，促进新陈代谢，提高人体免疫力。

　　温馨提示：站桩时，要保持心神宁静，自然呼吸，身心放松。

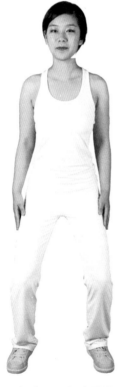 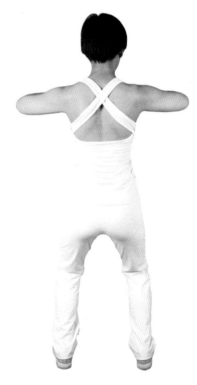

1 两脚平行分开，与肩同宽；两膝微曲，稍向内扣；两脚平均着力，如树生根，避免将体重全落在脚跟上。

2 腰脊竖直，舒放挺拔；两髋内收，松肩虚腋；两臂曲抱于胸前，双手十指相对；头颈正直平视，颈项放松，呼吸自然。

火型热体的人，要防暑、养心

火型体质者易患热病

火型体质者五行属火，体质偏于心阴虚火旺。主要表现为心烦失眠、口渴、舌质红等特点。火型体质者身体内阳气比较旺盛，养生的关键在于滋阴抑阳，调养心肾，以水济火。

○ 火型体质者易患疾病

火型体质者要注意的人体器官是心脏与小肠，其次是血脉及整个循环系统，而且具有易患热病、血证及暴病的潜在倾向，比如冠心病、动脉粥样硬化、脑出血等疾病。

○ 火型体质者最重要的是养心

火型体质者最重要的是养心。除了多吃养心食物，根据五行相克原理，肾克制心火，冬季好好补养肾气是个有远见的方法。

火型体质者夏季养生指南

火型体质者夏季尤其要注意养心，因为夏天出汗多，伤心阴、耗心阳。所以，夏天是心脏最累的季节，应重点养心。那么，如何才能达到夏日养心的效果呢？

○ 首先，要做到"心静自然凉"

一年四季中，夏天属火，火气通于心，人的心神易受扰动，从而出现心神不宁，引起心烦。心烦就会使心跳加快，加重心脏负担。所以，夏天首先要让心静下来。俗话说，"心静自然凉"，有几分道理。静则生阴，阴阳协调，才能保养心脏。所以，火型体质者在夏天要多静心。

第一，要清心寡欲。少一分贪念，就会少一分心烦。中医认为"过喜伤心"，所以火型体质者要善于调节心情，尤其不能大喜大悲。

第二，夏天要多闭目养神。有空就闭目养神，可帮助火型体质者排除杂念。

第三，夏天要多静坐。静则神安，哪怕5分钟都可见效。每天火型体质者应在树荫下或屋内静坐，15～30分钟即可。也可听悠扬的音乐、看优美的图画，或去钓鱼、打太极拳。

第四，夏天要心慢。夏天天气炎热，血液循环加速，心脏容易负担过重，所以夏天要慢养心，不能劳累。只有心先慢下来，呼吸才慢得下来。休息时要减慢生活节奏，使心跳减慢、呼吸频率降低，生命活动的节奏慢下来，心脏才能得到休息。

第五，夏天要多乘凉，少出汗。夏天出汗多，汗为心之液，血汗同源，汗多易伤心之阴阳。加之夏天温度高，体表的血量分布多，这样容易导致火型体质者出现心脑缺血的症状。而且，夏天出汗多，易导致血液黏稠度增高，所以夏天要降低活动强度，避免过度出汗，并适当喝一点淡盐水。但是，该出汗时则要出汗，火型体质者也不能闭汗，在房间里开空调的时间不能过长。

夏天养心安神之品不可少，茯苓、麦冬、小麦、百合、莲子、竹叶、柏子仁等，都能起到养心安神的作用。

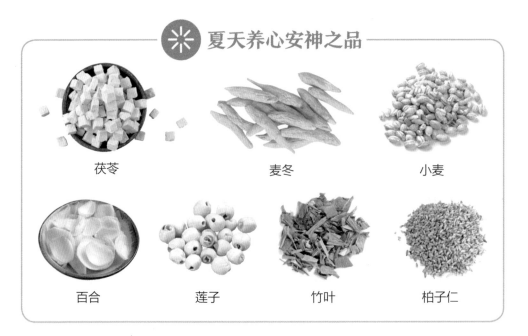

✳ 夏天养心安神之品

| 茯苓 | 麦冬 | 小麦 |
| 百合 | 莲子 | 竹叶 | 柏子仁 |

其次，既要养"心阳"又要养"心阴"

　　火型体质者在夏天要善于养心阳和心阴。心阳虚是心气虚的发展，心气虚指心脏功能减弱，表现为心慌心跳、胸闷气短、活动后加重，并有出汗。如不注重保养，发展为心阳虚就会出现心慌、气喘加重，而且畏寒肢冷，胸痛憋气，面色发白，舌淡胖苔白滑，脉弱无力。

　　有心气虚或心阳虚症状的人，夏天尤其应该避免多出汗，以免伤了心阳，可用人参（2~3克）、西洋参（3~5克）泡水饮，或服生脉饮（人参或党参、麦冬、五味子）口服液。

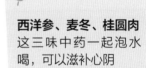

人参、西洋参
这两味中药一起泡水喝，可以补心气、护心阳

　　心阴虚则是指心阴血不足，不能濡养心脏而出现的病症。因为血属阴，心阴虚可造成部分心血虚的症状。心阴虚的主要特点是阴虚阳亢，表现为五心（即胸心、两手心、两足心）烦热、咽干失眠、心慌心跳、舌红、脉细数等症状。

　　心阴虚者需要注意少劳累、少出汗、多吃养心阴之品，如西洋参3克、麦冬3~5克、桂圆肉5~10克泡水喝，或吃冰糖红枣小米粥，或吃百合藕粉和银耳莲子羹。

西洋参、麦冬、桂圆肉
这三味中药一起泡水喝，可以滋补心阴

最后，还要养心血

　　心血虚主要是心血不足，使人的脑髓及五脏失于濡养而出现头昏脑空，乏力疲倦，面白无华、唇甲色淡，脉细而弱。可吃鸡血、鸭血、猪血、红枣、阿胶或当归炖肉。在夏天，火型体质者要睡眠充足，并保持愉快的心情。夏天火型体质者易产生生理及心理上的疲困，没精打采，只想在床上躺着，也不想吃饭，不想参加社会活动，只想在家待着。碰到这样的情况，火型体质者就应走出户外，多和人交往，多去旅游或到公园去赏景，要变"苦夏"为享受夏天。

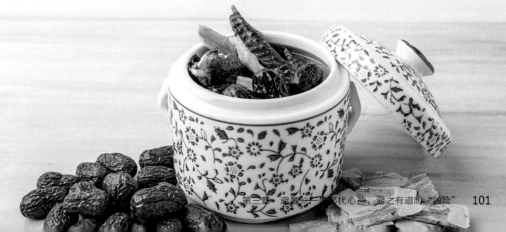

夏天吃冰镇西瓜，对身体有什么危害？

答 夏天防暑养心，不要吃过于寒凉的食物。吃冰镇西瓜，虽然觉得凉快又解渴，但是这种寒容易将肾水给"冻"住，伤了肾，就伤了心。所以，夏天尽量避免吃太凉的东西。如果觉得新鲜的、常温的西瓜不解渴，可以将西瓜在自来水中略浸一下。要做到："天时虽热，不可贪凉；瓜果虽美，不可多吃。"

夏日休息好，对防暑有什么益处？

答 要打败暑邪，就得养心，而最佳方法就是睡觉。传统中医认为，动属阳，静属阴。保持心静，才能阴阳协调，睡觉是一种更安静的状态。睡觉防暑邪的方法很简单：晚睡（不晚于23点）、早起（早晨6点）便能自然防暑。如果夜眠不足，可以用午睡来补，中午睡1小时，也能达到相同的效果。

夏季生了痱子，怎么做更有效？

答 发生痱子的主要原因是出汗不畅，暑邪最猖獗的时候，温度很高、湿度很大，身体出汗过多，不容易蒸发，汗液就停留在人表皮上，导致汗腺闭塞，就会出现痱子。《本草纲目》中有调理痱子的良方，将冬瓜切片，轻轻擦拭痱子的部位，每3小时擦拭1次，连续擦2~3天，效果明显。

夏日洗澡，对促进睡眠有什么帮助呢？

答 夏日促进睡眠，最简单的办法是洗澡，因为睡前洗澡能让疲惫的身体舒缓下来，同时还能提高体温，让人困倦，促进睡眠。水温控制在37~40摄氏度，时间控制在20~30分钟，出浴后稍事休息，等待体温下降后再就寝最佳。

第四章

祛湿——湿浊最难缠，
预防大病先除湿

湿邪滞留体内，即成病源

千寒易除，一湿难去

湿在人体内滞留，最容易损伤气血而致病，从而使人的长寿指数降低。对于"湿邪"，中医有一句话总结得很清楚："千寒易除，一湿难去。湿性黏浊，如油入面。"湿，是最容易渗透的，也总喜欢与别的邪气狼狈为奸。

○ 湿气遇寒则成为寒湿

南方冬天的气温要比北方高很多，却比北方更令人难以忍受，除了没有暖气，更大的原因就在于那种冷到骨子里的湿冷。寒湿是最损伤人体阳气的。寒湿会阻滞阳气的运行，使血流不畅、肌肉疼痛、关节痉挛等。

○ 湿气遇热则为湿热，遇暑则为暑湿

夏季桑拿天里的平均气温相比晴朗的酷夏还要低一些，但人在那样的天气下却最难受，那种闷得让人喘不过气来的感觉相信不少人都曾体会过，其中的原因都在于湿气的存在。又热又湿，全身汗渍渍，衣服贴在身上，人都闷得喘不过气来，还不如烈日当空的干热来得痛快。暑湿最容易使人的脾胃受伤，常常引发呕吐、腹泻等症状。

○ 湿气遇风则成为风湿

防风防寒，我们可以多穿些衣服；受风受寒后，我们可以通过喝姜汤、泡热水澡等方法祛除，可一旦成了风湿，往往就会引起手足关节疼痛等慢性疾病，一时半会儿是很难治好的。

杨力教授提示

为什么许多人喜欢吃川菜和湘菜

川菜和湘菜是我国西南地区的两大主菜系。川湘地处盆地中心，天气总是阴阴的，导致当地的空气湿度很大，夏季是闷热潮湿，冬季则湿冷异常，人长期生活在那里，极易得风湿，所以当地饮食喜欢用除湿的调料，以辛香麻辣化解体内的湿气。

为什么曾经只是偏居一隅的川菜和湘菜开始风靡全国呢？原因就是现代人的生活方式导致体内普遍都有湿气，都需要找到一种化解的方式，大家爱上川菜和湘菜也就不奇怪了。

湿邪对人体的危害有哪些

不管是内湿还是外湿，大多喜欢暗箭伤人。因为湿邪的这个特性，导致人们对湿邪无知无觉。长时间居住在四季不分明的房间，压力大，不爱运动，没有出汗的机会，使现代人身体内的湿邪本来就很重。不正常的生活方式，让我们体内的湿邪越来越猖獗。

○ 湿为阴邪，易阻遏阳气

湿邪，因水气化失常而生，有"湿为水之散，水为湿之聚"之说。水性寒凉，湿性与之相似，性偏寒凉，属阴邪。湿邪侵犯人体，易黏滞，沉着于脏腑、经络之中，会阻碍人体阳气的升降通达，经络阻滞不畅。如湿困头目，则易出现头昏、眼睁不开等症状。

湿邪易伤阳气，多伤及脾阳。因脾为阴土，喜燥恶湿，主要负责运化水湿，也最易受湿邪的侵犯。一般被湿邪所困者，阳气都不旺，往往面色淡白、精力不济，有"湿胜阳微"之说。

○ 诸湿肿满，皆属于脾

中医学认为，长夏季节，湿邪最盛。防湿邪，最要紧的就是去脾湿。从五行的角度来说，长夏属土，气湿，通于脾。也就是长夏的时候，脾正在值班，容易被湿邪侵袭。湿邪作祟，人就会生病了。

○ 湿入脏腑，肺脾肾功能都会失调

在人体的五脏六腑中，湿邪与肺、脾、肾三脏的关系最大，因为身体的水分代谢是通过肺的通调水道、脾的运化转输和肾的温化蒸动等生理功能的协调完成的，若这三脏的功能受到影响，则湿邪对人体的危害会更大。

○ 湿性重浊，易生秽浊癌肿

湿邪是"六淫"邪气中最有"重量"者，肌体为湿邪所缠，则人会感觉头重身困，头像裹着个什么东西似的，正如《黄帝内经》所说的"因于湿，首如裹"。湿邪为病，常常表现为排泄物和分泌物等秽浊不清。这称为湿性之"浊"。比如，若湿邪在头部，则脸上易出油，舌苔厚腻黄；若湿邪在皮肤上，则易患湿疹；若下焦（肠道和生殖器官等）为湿邪所困，则容易出现小便混浊、不爽，或大便溏泄，或下利脓血等症状，女性还易出现带下黏稠、腥秽等不适。

由于湿为阴邪、性重浊，中医认为"阳化气，阴成形"，湿裹邪人体日久，容易滋生癌瘤肿块。

四大信号说明你体内湿气重

○ 看大便

大便直接关系着身体健康，体内是否有湿，观察一下大便就可知道。

1 大便颜色发青，不成形，形似溏泥，长期便溏，必然体内有湿。其中，大便稀溏、味轻，为脾虚生湿；大便稀水或带泡沫，为受风寒湿。

2 大便虽成形，但大便完了之后总会有一些粘在马桶上，很难冲下去，臭味重，也意味着体内有湿，是湿浊内阻化热的表现，因为湿气有黏腻的特点。

3 若大便不成形的同时还伴有便秘，说明体内的湿气已经很重了。

此外，还可以通过所用手纸的情况来判断是否体湿：一般来说，正常情况下每次用一两张纸就够了，如果三五张纸反复擦也擦不净，同样说明体内有湿。

○ 看舌苔

"舌为心之苗，又为脾之外候"。通过观察舌头和舌苔，也能快速了解身体的健康状况。

健康的舌头淡红而润泽，舌面有一层舌苔，薄白而清净，干湿适中，不滑不燥。若舌苔黄中带腻，则是体内有湿的表现，黄得越厉害，或腻得越厉害，说明湿邪越严重。

如果舌苔白厚，且滑而湿润，则说明体内有寒；如果舌苔粗糙或很厚、发黄发腻，则说明体内有湿热；如果舌质赤红无苔，则说明体内已经热到一定的程度，伤阴了。

○ 看食欲

该吃饭了，却没有一点儿饿的感觉；稍吃点东西，胃里就胀胀的，甚至还隐隐有些恶心感，尤其是夏季时，这种感觉更多见。其中的原因就是体内湿气过重，导致脾胃功能较弱而造成的。

○ 看睡眠

睡觉的情况也能显示出一个人体内是否有湿：

即使睡足了6~8个小时，早上醒来后仍然觉得很困倦、头昏、四肢沉重、不愿起床，甚至觉得头上有东西裹着、包着，让人打不起精神，完全不想动弹，也是体内有湿气的一大表现。正如中医里"湿重如裹""因于湿，首如裹"之说，这种感觉就是身体对湿气的感受。

抵制湿邪，"除"是克星

脾主运化，健脾是祛湿的关键

中医认为，脾主运化，而内湿则主要与脾的功能失常有关，对此，《黄帝内经》早已有认识："诸湿肿满，皆属于脾。"

○ 脾主运化

运，也即运送、布散；化，则是变化、消化、生成。脾主运化，也即脾负责将食物消化成为精微物质，并将其运输、布散到全身，同时代谢产物的排泄也要借助脾的运化。这些功能并不是只靠脾本身的功能来实现的，而是需要胃、小肠等多个器官配合完成的一个复杂的生理活动，其中脾起主导作用。

○ 运化水谷和水湿

脾的运化功能分为两个部分，即运化水谷和运化水湿两个方面。其中，水谷即日常的食物，水湿则指人体内的水液。

脾气健运，则水谷的消化、吸收以及精微物质的运输、布散等功能才能旺盛，水液的输布、排泄才能正常，才能保持着相对的平衡状态；反之，若脾失健运，则易出现腹胀、便溏（即大便不

成形）、倦怠等症状，甚至引起水液代谢失常，出现浮肿、痰饮等不适。

脾的运化功能好，则摄入到体内的水液，可正常地输布于心肺，再通过心肺而布达周身脏腑器官，发挥其濡养、滋润作用；同时，多余的水液也能及时地输送到相应的器官（如肺、肾、膀胱、皮肤等），变成汗和尿液被排出体外。反之，则是水湿内停。

○ 健脾化湿

脾胃的阳气是运化水湿的原动力，如果脾阳虚，人体就易为水湿所困。健脾，除了要适量运动，平时还要注意多吃一些可补益脾脏的食物，如大米、玉米、牛肉、鸡肉、猪肚、鳜鱼、乌鸡、藕、栗子、山药、扁豆、胡萝卜、马铃薯、洋葱、平菇、葡萄、红枣、桃等。

少吃或忌吃性寒凉、易损伤脾气的食品，忌吃味厚滋腻、易阻碍脾气运化的食品，如苦瓜、冬瓜、海带、螃蟹、鸭子等。

山药、土豆、玉米：中医有"黄色入脾"的说法，因此，健脾可多吃山药、土豆、玉米等黄色食物。

用好七大"排湿口"，祛湿事半功倍

人体有七个"排湿口"，找到并善用它们，排出身体湿气可以得到事半功倍的效果。

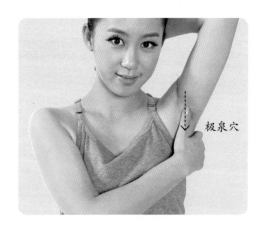

第一个排湿口：腋窝

腋窝是人体重要的保健区之一，其皮层不仅有许多汗腺及淋巴组织，还担负着血液输送的任务。其上的极泉穴更是心经的重要穴位，经常自我按揉腋窝，可提高机体代谢能力，还有理气活血、通经活络的作用。

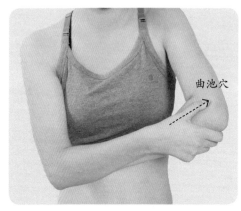

第二个排湿口：肘窝

肘关节活动较为频繁，其上的曲池穴是经脉气血极易瘀滞的所在。经常推拿这里，对调整人体的消化系统、血液循环系统、内分泌系统等有较为明显的作用。每周1次，连续按摩5~10分钟，以酸胀为度，有助于排除此处聚焦的湿邪。

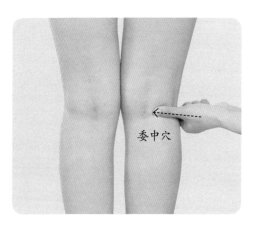

第三个排湿口：膝窝

膝窝中心点上有膀胱经的一个重要穴位——委中穴。膀胱经是人体最大的排毒祛湿通道，委中穴则是这个通道上的一个排污口，膀胱经膝下部各穴上行的水湿之气在此聚集，这里若不通畅，湿气排不出去，可能会导致关节炎。经常按揉拍打此穴，每1~2周1次，每次5~10分钟，以酸胀为度，有分清降浊的作用，使湿气顺利排出。

第四个排湿口：阴陵泉穴

阴陵泉，是脾经的合穴，位于膝盖下方的小腿内侧，经常用手指按揉此穴，每天总时间在10分钟以上，有很好的健脾除湿功效。

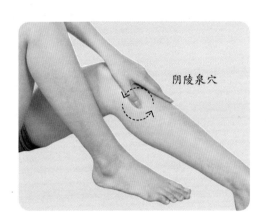

第五个排湿口：足三里穴

足三里是足阳明胃经的主要穴位之一，有调理脾胃、通经活络、疏风化湿、扶正祛邪的作用，不仅是治脾健胃的第一穴，也是祛湿的要穴。平时经常按揉或睡前艾灸，都有较好的祛湿效果。

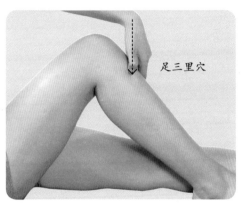

第六个排湿口：承山穴

承山穴属于足太阳膀胱经，是最有效的祛除人体湿气的穴位之一，刺激它可振奋膀胱经的阳气，从而促进人体湿气的排出。

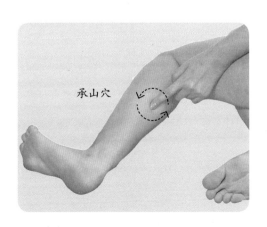

第七个排湿口：丰隆穴

丰，丰满；隆，隆盛。胃经谷气隆盛，至此处丰满溢出于大络。该穴有和胃气、化痰湿等功效。配合足三里推拿此穴，每天3分钟，长期坚持，可把脾胃上的湿浊快速排出。

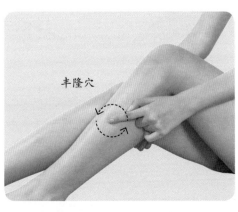

长夏湿邪最盛，红豆薏米粥能除湿

脾有个怪毛病，喜欢干燥，讨厌湿润，如果感受到了湿，它就会用"罢工"来表示抗议。这一抗议不打紧，内湿就会产生了。长夏是湿邪最盛的季节，常喝红豆薏米粥，就能够对抗脾湿。

湿邪有一个特性——湿性趋下，而红豆也是往下走的，所以红豆的这个特性很能克制湿邪。不仅如此，《神农本草经》中说，红豆禀秋燥之气以生，燥是红豆与生俱来的特性。燥是湿的天敌，而脾胃对燥又情有独钟，红豆便能去湿健脾。纵使红豆千般好，过多服用也会让人烦躁。如果能跟祛燥且除湿的薏米结合，就能扬长避短了。

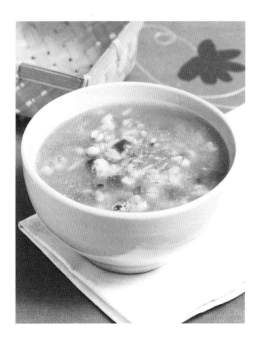

红豆薏米粥

养心神，健脾肾

材料 鲜玉米粒、薏米各 50 克，红豆、糯米各 30 克。

做法

❶ 将所有材料洗净，薏米、红豆、糯米分别浸泡 4 小时。

❷ 锅内加适量清水烧开，加入所有材料，大火煮开后转小火。

❸ 煮 1 小时，至米烂粥成即可。

功效 去湿健脾，暖胃。

体内痰湿多，
健脾祛痰最简单

痰湿是怎样形成的

中医认为，气郁、脾虚、肾虚都会生痰，痰湿的产生与肺、脾、肾三脏的功能有密切的关系，且其中尤以脾的功能最为重要。

○ 脾为生痰之源

脾主运化，机体摄入的营养都是通过脾的功能来运送至五脏六腑、四肢百骸，脾的运化功能健旺，则脏腑气血充和；反之，若脾的运化功能不健，则营养物质不能运送到周身，剩余的垃圾和代谢垃圾不能运送出去，就易与体内水液混合凝聚成痰。

○ 肺为贮痰之器

中医认为，肺的生理功能以"宣发"和"肃降"为主，掌管体内的气与水液的调控。同时，"肺为娇脏"，其功能易受周遭环境变化所产生的外邪，或是人体内在机能障碍的伤害，造成"肺气不宣"（喘、咳、闷、胀、堵塞感等）和"肺失肃降"（气逆、咳、呕等）的病理现象。肺失宣降，则津液输布失常，就可能聚集而生痰。

○ 肾为生痰之本

肾，五行属水，开窍于耳和二阴（尿道和肛门）。肾为水脏，主津液，主要负责体内津液的输布、排泄以及代谢的平衡，特别是尿液的生成和排泄，肾精的蒸腾汽化作用很关键。若肾虚不能制水，体内水液泛滥而易形成痰。

体内痰湿过盛，就容易患冠心病、高血压、高脂血症、糖尿病等病症；痰湿还易造成瘀血，两者结合，体内也易产生如肿块、乳腺增生等，甚至演变成肿瘤，危及生命。

肉生痰，适当吃素可避湿邪伤脾

俗话说得好："鱼生火，肉生痰，萝卜白菜保平安。"现代人生活条件好了，饮食中肉类所占的比例在不断增大，但从养生的角度来说，过食肉类其实是不利于养生的。

○ 为什么肉会生痰

"肉生痰"，并不是说肉吃多了，人就容易咳嗽生痰，而是说过多食用肉类，易导致人体内津液代谢失常，导致痰浊的产生。原因何在呢？

因为肉类中含有大量的脂肪，人体过量摄入后，给脾胃、肺及其他器官带来负担，一旦身体水液代谢失衡，人体血液中的脂肪和黏稠度就会随之升高，从中医角度来说，正是痰瘀互结、湿邪堆积的一种客观表现，也即"肉生痰"的外在反应。

更何况现代社会中丰富的猪肉、鸡鸭肉、鱼肉等大多是在养殖场经各种激素饲养产生的，再加上制作过程中添加的鸡精、味精等各种人工调味料，给人带来的已经不仅仅是过去意义上的"生痰"了，伤害会更大。

因此，建议大家要少吃肉，适当吃素，给身体一个缓解湿邪的时间与机会。

○ 如何适当吃素呢

首先，要限制每天吃肉食的数量，成人每天畜禽肉类的食用量最好控制在50～75克及以下，鱼虾类的食用量控制在50～100克。

同时日常饮食中多吃一些利水渗湿的食物，以健脾和胃，使脾的升降运化功能得以恢复。

痰湿体质者平时适当吃的素菜有：山药、韭菜、金针菜、木耳、南瓜、冬瓜、丝瓜、黄瓜、芹菜、苋菜、白萝卜、胡萝卜、藕、茼蒿、茄子、洋葱、辣椒、葱、姜、蒜等。

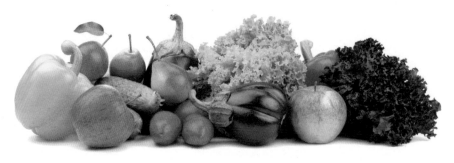

祛痰宝穴：丰隆穴

丰隆穴，位于小腿前外侧，是足阳明胃经的络穴，又联络于足太阴脾经，可调治脾和胃两大脏腑，自古便是各派医家除湿祛痰的大宝穴。

丰，即丰满；隆，即凸起。足阳明胃经多气多血，气血于本穴会聚而隆起，肉渐丰厚，故得名。

《黄帝内经·灵枢·经脉篇》中最早记载了丰隆的作用，说其有调和胃气、祛湿化痰、通经活络、补益气血、醒脑安神等功效。元代医家王国瑞在《玉龙歌》中也有"痰多宜向丰隆寻"的说法。明代医家楼英在《医学纲目》中指出："风痰头痛，丰隆五分，灸亦得。诸痰为病，头风喘嗽，一切痰饮，取丰隆、中脘。"《备急千金方》云"丰隆主狂妄行，登高而歌，弃衣而走"，等等，均指出丰隆穴为治痰之要穴。

○ 推拿丰隆穴

精准取穴：外踝尖上8寸，条口穴外1寸，胫骨前嵴外2横指处。在附近压按，最感酸麻沉重或者痛感明显的地方，就是丰隆穴。

推拿方法：丰隆穴的穴肉厚而硬，点揉时可用按摩棒，或用食指指节重按才行，每天按压3分钟左右。

提示：找穴时可在经穴四周点按试探，最敏感点即为穴位所在，尤其是有痰吐不出时，丰隆穴会比平时更敏感。

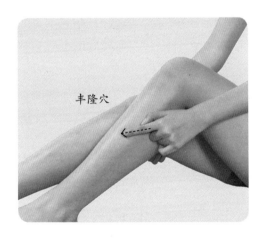

丰隆穴

○ 配伍甘草，祛痰效果更优

推拿丰隆穴后，也可取一些甘草捣烂，外敷在穴位上，用医用纱布和医用胶布固定好，12个小时后取下，休息12个小时再贴1次。

百病皆由痰作祟，所以凡与痰有关的病症都可取丰隆穴调治。

生姜陈皮饮，
温肺化痰的好饮品

陈皮和生姜是我们日常用到的药食两用食材，但很多人可能不知道它们也是化痰的良药。

○ 陈皮，燥湿化痰的常用药

陈皮，又名橘皮，是我们常吃的水果橘子果皮干燥而成，也是一种常见的中药。

中医认为，陈皮性温，味辛、苦，入脾、肺经，气味芳香，长于理气，能入脾肺，有很好的降逆止呕、燥湿化痰的功效。现代研究发现，其中的挥发油可促进消化液分泌，排除肠内积气和刺激性祛痰作用。

陈皮之所以得名，是说橘子皮陈放越久越好，一般隔年后才可以使用。著名医学家陶弘景提出："橘皮用陈久者良。"这是因为其中的挥发油（含量过大对胃肠的刺激大于作用）含量大为减少，而黄酮类化合物的含量相对增加，这时陈皮的药用价值才能充分发挥出来。

○ 生姜可散寒发汗

生姜，性温味辛，有散寒发汗、化痰止咳、和胃、止呕等多种功效，中医上有"呕家圣药"之称。

生姜可以刺激唾液、胃液和消化液的分泌，有增加胃肠蠕动的作用；其中的主要成分——姜烯，还有保护胃黏膜细胞的作用，是健胃药的有效成分之一。

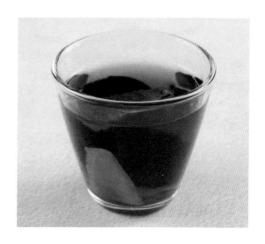

生姜陈皮饮

健脾，燥湿，化痰

材料 陈皮5克，生姜2片。

做法 将陈皮和生姜用沸水冲泡后代茶饮即可。

用法 1次1杯，1天2~3次即可。

功效 陈皮有理气健脾、燥湿化痰的功效；生姜可止吐，能开胃驱寒、增加食欲；两者一起饮用，可养胃健脾，温肺化痰。

注意 喜甜味者可加适量蜂蜜或红糖一起饮用，尤其是女性经期，加些红糖不仅暖胃，且能补血，促进血液循环。

气血充足是祛寒湿的根本

寒湿则血凝，血凝则痛

如同自然界的河流一样，人体内气血的运动也是需要温度的，而且它对温度的要求还很高。温度过低，河流会冰封；温度过高，水分会蒸发。只有不寒不热时，它才能正常运行。所以《黄帝内经·素问·调经论》认为："血气者，喜温而恶寒，寒则泣（涩）而不行，温则消而去之。"

人是哺乳动物，体温是恒定的，在这个特定的范围内，人体的各项机能得以正常运转。当温度过高或者过低时，人体机能就会受到影响。

○ 起"鸡皮疙瘩"是因为皮肤受寒收缩

寒主收引，举个形象的例子，比如我们在生活中受了寒会出现一种现象，就是浑身起"鸡皮疙瘩"。"鸡皮疙瘩"就是体表肌肤收缩的结果。遇到寒冷时，"鸡皮疙瘩"有利于缩小毛发和皮肤间的间隙，隔绝热量散出。

如果寒邪进一步侵入人体内部，经脉经络也会随着收缩。人在大冷天手脚会冻得麻木，就是这个原因。如果寒邪入了血脉，血液就会凝滞，经脉就会不通。"不通则痛"，机体某部位就会出现疼痛感。如膝盖受寒疼痛时，在这个部位做做热敷，痛感会减轻或消失，就是因为高温使凝滞的气血重新流动起来。

○ 流水不腐，血得温则行，通则不痛

通，是指气血精津液沿着各自的经络脉道正常运行至全身而无阻滞，濡养五脏六腑，使人感到精力充沛、精神饱满，感受不到痛苦。如果经络这些小管道某一处瘀堵，气血瘀滞不能流通，立刻会影响到整部机器的正常运转。

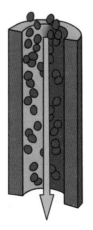 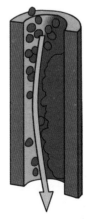

正常血管中血液流动畅通无阻　　当血管中的垃圾过多时，血液供应就会受影响

"流水不腐"的道理人尽皆知，自然界的河流如果不流动，就会变成一潭死水，滋生细菌散发恶臭。人体内的气血也如同自然界的河流，运行有序，不受阻滞而流速平稳时，人体才能健康，不受疾病困扰。一旦瘀堵，不能及时疏通，久而久之，气滞血瘀形成体内蕴毒，就会使人产生疼痛感。

体内寒湿时间长了，身体就容易出现"凝"的现象，也即气血循环、新陈代谢变慢；身体容易酸、痛，身体不舒服。

"瘀"的时间长易出现阻塞，身体易酸痛，麻木，胀痛，浑身不舒服，疏通过程中，刮痧之后的痧点全是黑紫色的。

适当出汗是祛寒湿的好方法

寒湿在充足的血液、流动畅快的血流面前是无立足之地的。身体内血液充足，肾气就足，血液循环就会通畅，身体就会感到温暖舒适。没有了寒湿，就不会长斑、长痘、长癣，也就不会这儿疼那儿疼了。

适当出汗可以促进血液循环，进而祛除寒湿。不管是运动出汗，吃了温热的食物而出汗，还是泡脚后微微发汗，都是有助促进血液循环进而祛除寒湿的作用。

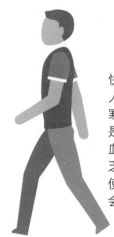

快走：快走运动可以促进人体适当出汗，有助于祛寒湿。需要提醒大家的是，只注重运动而体内的血液不足，运动后就会疲乏，抵抗力下降，反而会使寒湿乘虚而入，身体仍会虚弱多病

○ 运动生热祛除寒湿

经常运动、经常体力劳动的人，会感到体内的热量大。这是因为运动可以疏解压力，活络身体器官运作，动则生阳，进而生热，祛除寒湿。

因此，建议动脑多，体力消耗少，长期待在密闭空调室内，很少流汗的现代白领们，不妨试着让自己多尝试跑步、快走、游泳、做瑜伽、打太极拳等"有点喘、会流汗"的运动，以活化气血循环，增加水分代谢。

○ 出汗要适度，大汗淋漓反而生寒湿

适当出汗可以帮助身体祛除寒湿，但大量的出汗却容易招致寒湿入侵。大量出汗，会减弱皮肤毛孔的抵御外邪作用；再者，汗出得过多会损伤人的心气和肾气，心肾不交的情况下，人体抵御外邪的功能就会减弱，这时寒湿就会乘虚而入。

陈皮赤小豆汤，养心补血又祛湿

陈皮有芳香化湿的功效；赤小豆，又名红小豆，有祛湿健脾的作用，它就像一位维修工，帮助运水管道正常工作。赤小豆又有很好的补血功效，人的体内气血一充盈，就相当于抵御外邪的防御工事升级了，湿邪就无法入侵我们的身体。

赤小豆，心之谷，养心又养血

赤小豆有行血补血、健脾祛湿的功效。赤小豆色红，五色配五脏，红色入心，最是补心，李时珍称其为"心之谷"。赤小豆富含铁质，煮熟后会变得非常柔软，而且有着不同寻常的甜味，非常适合心血不足、体内有寒湿怕冷者食用。

利水利尿，最是除湿

中医认为，赤小豆，性善下行，专利下身之水，有利尿消肿的作用。从现代营养学的角度来说，赤小豆含有丰富的钾和皂角苷，可刺激肠道，有良好的利尿作用，能解酒、解毒，对心脏病和肾病、水肿有益。赤小豆可以和多种食材一起搭配食用，如薏米、山药、鲤鱼、陈皮等，均有较好的除湿功效。

陈皮赤小豆汤

清热利湿

材料 赤小豆 50 克，陈皮 2 克。
做法

1. 赤小豆浸泡一夜，陈皮用温水泡软，用小刀刮去白瓤。
2. 两者一起加水 2 000 毫升，大火煮至赤小豆开花，小火煮 1 小时左右即可。也可直接放入电饭煲中煮汤即可。
3. 可直接饮用，也可加入蜂蜜饮用。

功效 赤小豆补心、去水肿，陈皮理气开胃，陈皮中和了赤小豆的甜腻之感，有淡淡的芳香之气，不仅清热利湿，还有很好的养心养脾胃的作用。

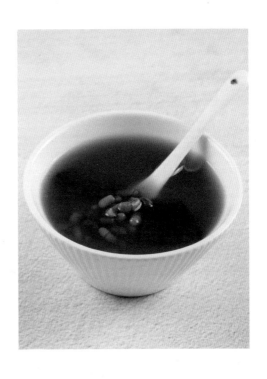

姜红茶，升温祛湿的好饮品

生姜，又称为姜、白姜、川姜，为姜科植物姜的根茎，其外形扁平，肉质肥厚，有芳香和辛辣味，既可食用鲜品，也可食用干品，是一种极为重要的日常烹饪作料，与葱和蒜并称为"三大作料"，一般很少作为蔬菜单独食用。

○ 生姜可活血散寒、驱寒湿

生姜性温而味辛，内含多种活性成分，具有祛湿活血、暖胃散寒、解毒止呕的作用，还能消除体内垃圾，益于身体健康。生姜中含有丰富的姜辣素，有发热散寒、温中健胃的功效，祛寒除湿的效果优良。

○ 暖胃红茶，最宜冬天饮用

红茶汤色红艳，香甜味醇，且其中富含茶黄素、茶红素等多种营养成分，有促进胃肠蠕动、促消化、增进食欲的功效，同时还有很好的利尿、消除水肿并强壮心脏功能的作用；再加上其性味偏温，最适合冬天饮用。

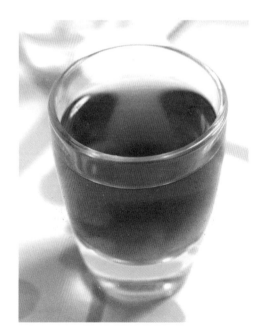

姜红茶

升温祛湿

材料 生姜、红糖各 20 克，红茶 5 克。

做法 三者一起放入保温杯内，加 500 毫升开水冲泡，加盖闷 10 分钟即可饮用。

功效 红茶、生姜、红糖都属于热性食品，三者一起泡茶饮用，可促进血液循环，增强身体代谢机能，从而暖体升温。

注意 此茶最适宜在早上喝。

养好脾胃，防治湿热不用愁

夏季潮湿多雨，最易为湿热所困

什么是湿热？就是热与湿同时存在，就像夏季的桑拿天，湿热交蒸，又热又闷，让人喘不过气来；又像是被大雨淋过又被大太阳晒过的草垛子一样，外面不怎么湿，里面不仅湿度高，温度也很高，且时间久了，里面还会冒出热气，发出难闻的臭味，草也慢慢腐朽。

○ 南方长夏高温多雨，最应防湿热

夏季，特别是夏末秋初的长夏期间，南方不仅天气热，同时雨水也很多，连绵的阴雨使空气中水分特别高，就如同在一个大蒸锅中，"湿"与"热"就成为这个时节的主气。祛湿热也就成了南方长夏的养生重点，《理虚元鉴》中就特别指出"长夏防湿"。

○ 脾喜干燥，贪凉助长体内湿气

身体的五脏中，脾负责运化水湿，它最大的特性是喜燥恶湿，若我们体内的水湿过多，脾脏劳累过度，自然就会工作不利，湿浊之气无法运化，就容易留在体内。

所以我们想方设法为脾脏减轻工作负担，如饮食上要少喝啤酒，少吃雪糕，少吃冰镇冷饮，少吃生冷寒凉黏腻的食物；生活中要注意少待在空调环境下，晚上开空调睡觉时，男性不要光膀子，女性不要穿吊带，避免被子滑落，使脖子、肩膀、腿等部位长时间暴露在低温环境下，造成关节受凉蕴湿。

○ 湿热可防可调

南方人群中湿热体质高发，其中气候因素固然占了很大一部分原因，但自身的饮食、生活习惯等因素的影响才是决定性的。即使你身处北方干燥的气候中，也不要觉得湿热就与自己无关。只要你通过饮食和生活习惯调理好自己的脾胃与身体，那么湿热也是可防可调的。

生活中注意远离各种易沾染湿气的习惯；饮食上，适当吃些容易消化的粥类，多喝些有排湿作用的汤水，吃凉拌菜时适当加入一些生姜、大葱、大蒜等热性的调味料。

常敲肝胆经，疏肝防湿热

肝脏是人体最大的排毒器官。人体内和体外的许多非营养性物质，如各种药物、有毒物质以及体内某些代谢产物，都需要通过肝脏的新陈代谢将它们彻底分解或是以原形排出体外。

中医认为，肝主疏泄，也即负责疏通和发散。肝脏的功能是否正常运转，决定着我们全身的气血运行是否通畅。

○ 肝胆相连，决定疏泄功能

胆囊在肝脏的下缘，与肝相连，附着在肝脏短叶间的胆囊窝里，又有经脉相互络属。

胆是中空的囊状器官，胆内贮藏着由肝的精气所化生的胆汁，是一种精纯、清净、味苦而呈黄绿色的精汁。肝脏排毒时在一刻不停地生成着胆汁，并释放到胆囊中，再间断性被胆排泄到小肠中。

○ 肝胆表里相通

肝经的浊气毒素会排到胆经以缓解其自身的压力。胆经因为承受了大量的肝毒，很容易瘀滞堵塞，进而影响到肝脏的毒素也无路可排。肝胆疏泄不好，是湿热上身的重要原因之一。所以，肝胆经需要经常加以疏通，以保持经络的气血畅通。

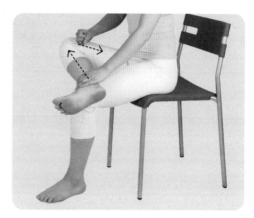

敲打法

方法：坐在椅子上，将右脚放在左腿膝盖处，右手握拳，沿肝胆经方向，从脚踝处轻轻敲打至大腿根部；右腿做完换左腿，左右分别做2~3次。

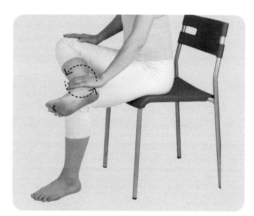

按揉法

方法：坐在椅子上，两手分别或同时放在右脚踝处，顺着肝胆经络方向，用掌根按揉，或是用五指揉捏，慢慢向大腿根部方向而上，力道由轻柔渐渐增加；然后换左腿，每条腿分别进行2~3次；每天可做2~5次。

荷叶除湿茶，祛湿塑身段

很多人可能自己或是身边的朋友有这样的体会：本来很瘦的一个人，却因为吃药所致发胖了，甚至莫名其妙地就胖了很多，或是脸上出了很多的小痘痘。其实，原因往往都与体内的湿热有关。

湿热型的胖人都很能吃，因为胃有湿热，功能亢进，人的饭量大增，而胃纳过旺，加重脾运化的负担，脾的运化能力减弱，不能将食物营养有效吸收，就会停滞在人体内化成内湿储存起来，而脾的运化功能减弱，使得"水湿内停"更加重身体的不适，这样的人看起来肥胖、水肿、笨拙，并且脸色也不好看，晦暗或长痘长斑等，而舌质偏红、舌苔黄腻就是湿热体质的特征。

所以脾虚易致肥胖，而湿热型肥胖更是肥胖中比较难治的，不仅要健脾胃、除湿热，还要消脂，可以通过多运动，或多吃薏米、赤小豆、决明子等清利湿热的食物来达到目的。还需清胃火以助除湿热，可食荷叶、竹茹，重则加黄连。

荷叶除湿茶

健脾胃，除湿热又减肥

材料 干荷叶 8 克，冬瓜皮 10 克，枸杞子 15 克。

做法 将以上三种材料择洗干净，同入茶壶（杯）中，冲入沸水浸泡 30~60 秒后倒去茶汤，先洗一遍茶。接着再冲入沸水，闷泡 5 分钟即可。

功效 分解脂肪、消除便秘、利尿，不仅健脾胃，解暑祛湿，还可降脂减肥，适合肥胖者、高脂血症及高血压者饮用。

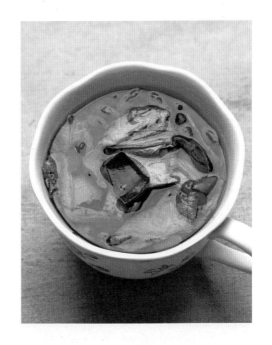

咳嗽痰多，除湿是关键

痰湿蕴积，就会咳嗽痰多

什么是痰湿？痰湿是怎么来的呢？正常状况下，食物和水进入人体，都会经过脾胃运化，变成津液等精微物质输布全身。若食物和水不能被正常运化吸收，就会变成中医常说的"水湿"。中医认为"湿聚为水，积水成饮，饮凝成痰"，水湿聚积过多就会变成饮，饮聚集时间长了，慢慢就会成为痰。

脾是产生痰的源头，因为脾变得虚弱，水谷精微则无法得到及时运化，会滞留下来，凝结成痰。脾主升清，它要将精微物质上输给肺，当脾虚生了痰后，这些痰也会随着精微物质一起上输到肺中。当肺中的痰越积越多，我们就会感觉到，并且通过咳嗽将痰吐出来。这就是咳嗽痰多的原因。

调理咳嗽痰多，首先要化解体内的痰湿。脾是生痰之源，应该从脾入手调理。白扁豆陈皮茶就是一款健脾的好茶饮。

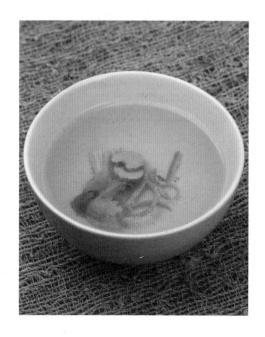

白扁豆陈皮茶

健脾化痰湿

材料 白扁豆、陈皮、白茯苓各20克。

做法 将白扁豆、陈皮和茯苓一起打成粉末，每天用勺子盛5克左右，放入茶杯中，然后倒入开水冲泡，闷5分钟，代茶饮用。

功效 白扁豆可健脾除湿，陈皮芳香可健脾理中。两者一起泡水喝，健脾化痰湿效果更好。

艾灸孔最穴、列缺穴，清肺除湿、止咳化痰

咳嗽并伴有气喘、多痰，往往是痰湿惹的麻烦。调理当以清肺除湿、止咳为主要方式。艾灸孔最、列缺穴就有很好的除湿、润肺、平喘、止咳功效。

艾条回旋灸孔最穴

取穴： 在前臂掌面桡侧，当尺泽与太渊连线上，腕横纹上7寸。

方法： 取俯卧位。点燃艾条，对准孔最穴，距离皮肤1.5~3厘米处，反复旋转施灸，每次3~15分钟，每日1次。

功效： 降浊气，调肺气。治咳嗽、气喘、咽痛等。

取穴原理： 孔最穴是肺经气血深集之处，能宣肺平喘、清热解表。

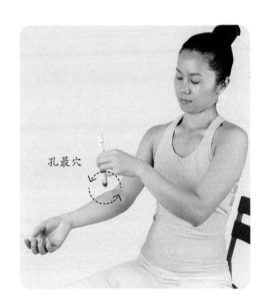

孔最穴

艾炷隔姜灸列缺穴

取穴： 在人体前臂桡侧缘，桡骨茎突上方，腕横纹上1.5寸。

方法： 选择新鲜的老姜，切成0.3厘米厚的薄片，在姜上扎小孔。将姜放在列缺穴上，然后将艾炷置于姜片上，点燃，每次灸3~5分钟，隔日灸1次。

功效： 可用于调理咳喘、痰多、头痛等病症。

取穴原理： 列缺穴有宣肺解表、止咳平喘、通经活络、通调任脉的作用。

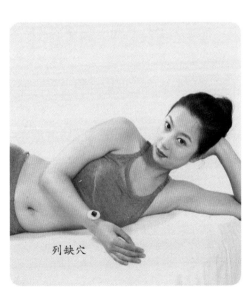

列缺穴

春季吃些马齿苋粥，
清肺祛痰火

马齿苋，一种生命力非常顽强的杂草，生于菜园、农田、田野、路边及庭园等向阳处，国内各地均有分布。其实，马齿苋也是一种药食两用的植物。

中医认为，马齿苋味酸、性寒，入心、肝、脾、大肠经，全草药用，有清热解毒、利水祛湿、散血消肿、止血凉血等功效，李时珍在其医书中曾认为，以马齿苋入药，主要取其"散血消肿"的功效。

现代研究发现，马齿苋中含有丰富的钾盐，进入人体后能很好地排出多余的水分，起到消肿的功效；此外，还有降压、消炎、杀菌的作用，有"天然抗生素"的称号。

马齿苋也是日渐引起现代人重视的健康野菜。马齿苋的做法，生食、烹食均可：它柔软的茎可像菠菜一样烹制；而它茎顶部的叶子很柔软，可以像豆瓣菜一样烹食，用来做汤、凉拌或炖菜，等等。

因此，建议普通人不妨在春季马齿苋生长旺盛的季节多吃一些，这个时节本来就是养肺的好时期，对清肺祛痰除湿很有好处。

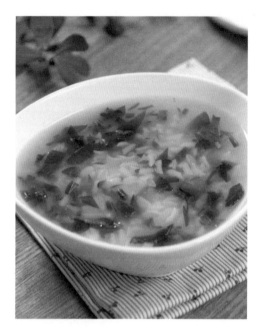

马齿苋粥

健脾清热

材料 新鲜马齿苋 100 克，大米 50 克。
做法

1. 鲜马齿苋拣去杂质，洗净，切碎后盛入碗中，备用。
2. 大米淘洗干净，放入砂锅中加适量水，大火煮沸后，改用小火煨煮 30 分钟，加切碎的鲜马齿苋，拌和均匀，继续煨煮至大米酥烂即可。

功效 健脾和胃，清热解毒。

注意 马齿苋性寒，孕妇忌食，脾胃虚寒、腹泻者要慎食，同时也不宜长期食用。

健脾加祛湿，调理慢性腹泻

脾虚湿盛导致慢性腹泻

慢性腹泻，中医称为"慢性泄泻""便溏"，如果去化验，没有什么炎症，主要是因为脾虚湿盛导致的。脾主"水湿""运化"，如果脾虚，身体就会出现"水湿痰浊"的问题。

○ 湿性黏滞，易致大便不爽

脾虚泄泻的主要原因是水湿使胃肠受阻，脾虚，运化失常，不能制水，湿流注肠道导致。其症状主要表现为身体单薄怕冷、面色萎黄、手脚冰凉、四肢无力、食欲缺乏、时泻时停。

调理慢性腹泻，以温运健脾为主。平常应吃一些健脾的食物，如山药、红枣等。同时要注意节制饮食，不能暴饮暴食，不过多食用寒凉之品，也不要吃太油腻和不易消化的食物。

○ 山药：健脾胃，止泻痢

山药肉质细嫩，含有丰富的营养保健物质。《本草纲目》认为，山药能"益肾气、健脾胃、止泻痢、化痰涎、润毛皮"。山药有促进消化的作用，有利于改善脾胃消化吸收功能，是一味平补脾胃的药食两用佳品。

○ 红枣：补脾胃，益气血

早在《神农本草经》中就有"红枣安中养脾"的记载。李时珍称"枣为脾之果，脾病宜食之"。脾虚便溏、胃弱食少、气血不足之人，最适合经常食用红枣。

○ 薯蓣粥：祛湿健脾止泻的古方

该方出自中医大家张锡纯，用生怀山药500克碾成碎粉，每次用30克山药粉调入适量凉水，慢火熬煮，要不停用筷子搅动成糊状，每天食用，一两个月后就会见效。

艾灸脾俞穴和天枢穴，脾胃调和泻立停

脾有运化水谷的作用，对食物的消化和吸收起着决定性作用。艾灸脾俞穴，能够起到健脾和胃、理气止痛的效果。可以调理脾失健运、胃气失和导致的腹胀、呕吐、泄泻等病症。

○ 艾炷直接灸脾俞穴

精准取穴： 位于下背部，第 11 胸椎棘突下，后正中线旁开 1.5 寸。

艾灸方法： 取俯卧位。取艾炷若干（艾炷如半粒枣核大），放在脾俞穴上施灸，每次灸 3 壮或 10 分钟。

功效： 健脾和胃，止腹泻。

取穴原理： 脾俞穴是调理消化系统疾病的重要穴位，有助于调治胃溃疡、胃炎、腹泻、肠炎等。

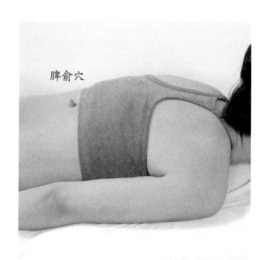

脾俞穴

○ 艾条温和灸天枢穴

精准取穴： 位于腹中部，平脐中，距脐中 2 寸。

艾灸方法： 点燃艾条，对准天枢穴，距离皮肤 1.5~3 厘米处，温和施灸，每次 10~15 分钟。每日 1 次，5~7 天为 1 个疗程，间隔 2 日可行下一个疗程。

功效： 健脾止泻，改善肠蠕动。

取穴原理： 天枢穴为大肠募穴。此穴与胃肠道联系紧密，对调节肠腑有明显的双向性疗效，既能止泻，又能通便。

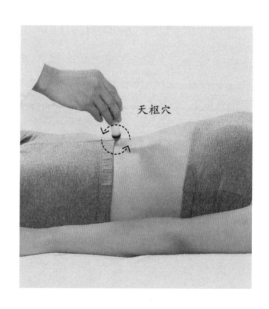

天枢穴

三种脐疗法，止泻效果佳

肚脐与人体十二经脉相连、五脏六腑相通，通过肚脐调理慢性腹泻是一种简单、直接又有效的好方法。中医对此早有发现，并研制出了一套脐疗的治病方法。

脐疗就是把药物直接贴敷或用艾灸、热敷等方法施治于患者脐部，通过药物作用及对脐的刺激作用，激发经络之气，促进气血运动，调理脏腑功能，用以防治疾病的一种外治疗法。

脐疗具有简、便、廉、验的特点，其功用及适应证非常广泛，对消化、呼吸、泌尿、生殖、神经、心血管等系统均有作用，并能增强机体免疫力，可广泛用于内、外、妇、儿、皮肤、五官科疾病；此外，用于养生保健的效果也非常好。

下面介绍三种常见又简单的脐疗调理慢性腹泻的用法。

○ 藿香正气胶囊敷脐

取等量的藿香正气软胶囊的药粉（将胶囊外壳去掉，取其粉末）和生姜，将两者捣烂，敷在肚脐上。每天1次，适合湿热下注的急性腹泻患者，对调理小儿湿热腹泻有很好效果。

○ 大蒜生姜敷脐

取等量的大蒜和生姜，捣烂后敷在肚脐上。外敷的时间不要超过1小时，否则时间过长皮肤会发烫。这种方法适合泻下量多、黄臭且偏于湿热的腹泻患者。

○ 肉桂姜附敷脐

取等量的肉桂、高良姜、干姜、制附子，将其一起捣碎，再混合适量面粉，加水调成糊状，贴敷在肚脐上。这种方法适合慢性腹泻患者做调理。

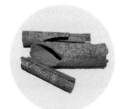

肉桂
补元阳，暖脾胃，
除积冷，通血脉

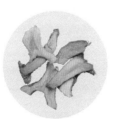

高良姜
温胃止呕，
散寒止痛

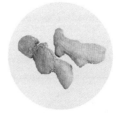

干姜
温中散寒，和胃
止呕，止泻

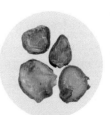

制附子
补发助阳，
散寒止痛

土型体质的人，
要防湿、防脾胃疾病

土型体质者易患脾胃疾病

脾在五行属土，土型体质者偏于脾胃虚弱。所以土型体质者易患脾胃消化方面的疾病。土型体质者要注意的人体器官是脾与胃，其次是肠及整个消化系统。

养生重点是阴阳并重，形神兼养，综合饮食，脾胃调理好了，气血才会旺盛。土型体质者要多吃健脾的食物，至于寒凉、油腻、黏滞之品易伤脾胃阳气，则应尽量少吃。

土型体质者宜吃健脾利湿食物

土型体质者应该多吃健脾利湿的食物，如白萝卜、白扁豆、包菜、洋葱、紫菜、红枣、薏米、山药、糯米、牛肉、赤小豆等。少食肥甘厚腻、冷饮、酒类，且每餐不宜过饱。

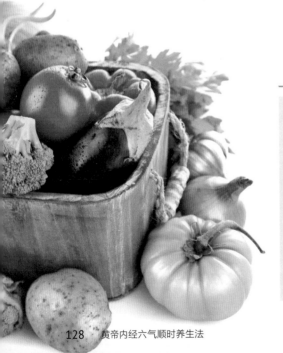

杨力教授提示

早上喝粥对养护脾胃有什么益处

秋冬时节，天气日渐寒冷，非常容易导致人体脾胃功能减弱，免疫力下降，这时如果能吃一些温食，特别是喝些糯米或粳米做成的药粥，有很好的健脾胃、补中气的效果。每天早起，空腹胃虚，可以喝碗热粥，使肠胃得到滋养，这样不会增加消化系统的负担，也不会导致肥胖。在众多粥类中，南瓜粥是最适合秋冬季节滋补脾胃的粥品。

土型体质者长夏养生指南

入伏后，进入了一年中最热的阶段，如何养生又成了大家关注的焦点。当热浪袭来时，大家不妨试试传统的"三伏天"灸疗法，既能达到养生的效果，还能做到"冬病夏治"。

到了夏季，人们的胃口大都不好，食疗不易达到预期效果。因此很多人食用中草药来祛暑养生，更有不少人讲究"冬病夏治"，其实在三伏天里，最适合的养生方法是应季养生。

○ "天灸法"对土型体质的好处

在一年最热的时候，也是人体阳气最旺盛的日子，全身经络最为畅通，穴位最为敏感，皮肤毛孔最为疏松。此时通过"天灸"穴位贴敷，药力最容易由皮肤渗入穴位经络而直达病处，可促使阳虚易感外寒的病体恢复正常，使其在寒冷季节容易抵御外寒而减轻冬季多发病的症状，减少发病次数而最终痊愈。"天灸"也叫穴位贴药法、发泡疗法，是中医传统的外治疗法之一。通常选在一年之中阳气最旺的夏季"三伏天"，将中药熬成的药膏贴在相应的穴位，可起到补益人体元气、加强机体免疫力的功效。到了冬天，就可减少呼吸系统疾病发生的概率；而亚健康者进行天灸，还可起到预防疾病、强身健体的作用。

调理后皮肤均有热感，因个体皮肤耐受性不同，成人一般贴药时间以60分钟为宜，小孩为20分钟。以患者贴药处产生辣辣的感觉但可以耐受为度，但不宜时间过长以免灼伤皮肤。

贴药后皮肤出现红晕属正常现象，可外涂皮肤软膏以减缓刺激。如贴药时间过长引起水泡，应保护创面，避免抓破感染。必要时可到医院处理或搽烫伤软膏，戒食易化脓食物，如花生、牛肉、鹅肉、鸭肉、芋头等。

贴药当天最好不要用冷水洗澡，以免把"阳气"赶跑。

○ 哪些人不适合"天灸"

一般来说，女性月经期间进行天灸没有太大影响，孕妇则应避免贴药。

此外，以下人群禁忌天灸：高热、体温超过38.5摄氏度，如副鼻窦炎、肺炎急性期患者等；特殊体质及皮肤病患者；贴敷穴位的皮肤有破损者；皮肤对药物极度敏感者。

杨力教授答疑解惑

在阴雨潮湿天气里，如何避免身体被湿气侵扰？

答 在潮湿天气里，一方面要注意尽量避免在湿气正旺的时候出行，以免湿气侵害；另一方面可以通过适量的运动使自己微微出汗，给湿邪以出路。

家里用大鱼缸养鱼会不会加重湿气呢？

答 一般屋子采光、通气比较好的话，大鱼缸产生的水汽不会对身体产生影响；但是如果到了潮湿的季节，或者屋子本身比较潮湿的话，大鱼缸产生的水汽就会加重屋子的湿气，在这种情况下就需要注意了。

喝酸奶会导致湿邪偏重吗？

答 一些酸奶中添加了益生菌，适量饮用可以促进食物消化。但是由于益生菌酸奶通常要常温或者低温饮用的，喝太多的话会过于寒凉，导致寒湿之邪偏重。同理，像一些冷饮和油腻食物的食用都需要适量，过食都会对身体产生不良影响。

大便黏腻，我们平时应该如何注意保养？

答 大便黏腻一般为湿气在下胃肠，饮食上我们可以尽量减少会生痰湿的食品，比如海鲜鱼类、猪肉、奶制品、甜食等，海鲜鱼类大多属于寒湿之品，猪肉又叫水蓄，多食则助水气。奶制品容易生痰湿，喝完就觉得口里有黏腻的感觉，甜食也是如此。所以减少这些食品的摄取在很大方面就会有显著的效果。

请问有脚气病也是湿气吗？可以怎么处理？

答 脚气病大多数也是湿气造成的，尤其是在夏天加重的，我们更认为是湿气，可以说是外湿引动内湿。除了注意饮食，我们还可以买一些白矾，一次 50 克，用淘米水煮后泡脚，取白矾的燥性来调理脚气病的湿邪。

润燥——燥气伤肺多咳喘,

滋阴敛阳是关键

燥邪伤津害肺

燥邪，造成体内津液减少的元凶

现代医学证明，正常成人的体重约有 60%~70% 是体液，也就是津液，如果津液变少了，人的身体肯定会出现问题。燥邪就是造成体内津液减少的元凶。

○ 燥邪危害之一就是伤津

传统中医认为，燥邪致病，如流感、急性支气管炎、肺炎、咽喉肿痛、鼻塞、咳嗽等呼吸道病症，以及皲裂、脱屑甚至是脱发等都与燥邪脱不了关系。

燥邪危害之一就是伤津。《后汉书·方术传下·华佗》中曾经记载了这样一个病例，李将军的夫人腹中死胎未去，华佗断言："死胎枯燥，执不自生。"经过引产死胎始出，已经颇具人形，但是已经是黑色的了。华佗用"枯燥"来描述死胎，"枯"说的是死胎已无生机，"燥"描述了死胎没有任何津液的润滑。也从侧面说明，燥的时候没有津液。现代医学表明，正常成人的体重约有 60% 是体液，也就是津液，如果津液减少，人的身体肯定会出现问题。

○ 对待燥邪，不同病症有不同的应对方法

应对燥邪的调理方法有养阴润燥，有甘寒滋润，有轻宣润燥等，但都是需要"润"。《黄帝内经·素问》中提出应对燥邪的方法，即"燥者润之"。其实许多人已经下意识地用"润"赶走"燥"了。嗓子发干，吃个梨；大便干燥，用点开塞露；头发干燥，用补水的洗发水……这都属于以"润"祛燥。

秋天燥气当道，滋阴润肺最重要

立秋之后，"秋老虎"大驾光临，"秋老虎"的威力不容小觑。我们从民谚之中就能看出其威力，"秋老虎的尾巴翘一翘，手里的扇子摇三摇"。秋老虎不仅自己来了，还带着它的好伙伴——燥邪。

○ 燥邪盛于秋日

中医认为，燥邪盛于秋日。初秋的时候，天高气爽、久晴无雨，"秋老虎"发威，天气很干燥。等到秋天天气转凉后，西风肃杀，干燥依然是这个季节的主流，这都给燥邪创造了有利的外部条件。另外，我们经常用金秋形容秋天的景象，为什么独用金字，而不用其他的字？因为从五行的角度出发，秋和金相对。五行相生理论认为，土生金。长夏属土，秋天正好在长夏之后。秋天对应"五天"刚好是"西天"。传统中医认为"西方生燥，燥生金"，从这里就能看出来，燥是秋天的主气，自然占了天时地利的优势。

○ 秋令时节，新采嫩藕胜太医

莲藕是富有营养、老少皆宜的滋补美食。古代有"新采嫩藕胜太医"的说法，民谚称"莲荷一身宝，秋藕最养人"，秋季正是鲜藕上市的好时节。鲜藕除了含有大量的碳水化合物外，蛋白质和各种维生素及矿物质的含量也很丰富。

中医认为，生藕性寒，甘凉入胃，可化瘀凉血、清烦热，止呕渴。适用于烦渴、酒醉、咯血、吐血等症。女性产后忌食生冷，但唯独不忌藕，就是因为藕有很好的消瘀作用。熟藕，其性也由凉变温，有养胃滋阴、健脾益气的功效，是很好的食补佳品。

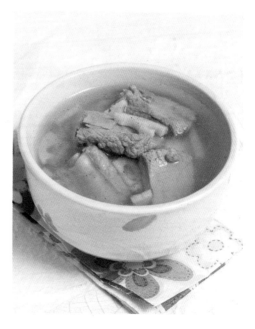

莲藕排骨汤

清心润肺

材料 莲藕、猪排骨各 300 克。
调料 葱段 10 克，姜片 5 克，盐 2 克。
做法

① 莲藕去皮，洗净，切片；猪排骨剁成小块，洗净，用沸水焯烫去血水。

② 锅置火上，倒油烧至七成热，炒香葱段和姜片，放入猪排骨翻炒均匀，淋入适量清水小火煮至猪排骨八成熟，下入莲藕煮至熟软，加盐调味即可。

功效 具有清心润燥的作用，适合在干燥的秋季经常食用。

打败燥邪，润是救兵

揉揉鼻子，燥邪跑光

平常多揉揉鼻子，对我们的身体是有益的。尤其是在祛除燥邪方面，揉鼻子效果更好。在日常生活中，经常看到这样的场景——一个小孩打喷嚏了，即使没有大人告诉他，他也会揉一下自己的鼻子。这种行为，是一种下意识的防御措施。

○ 常揉鼻子，
可以抵御外邪侵入

鼻子是气体进入人体的门户，也是外邪入侵身体的重要渠道。常揉鼻子，能加速鼻子的血液循环，使鼻黏膜的湿润以及鼻黏膜上的纤毛运动增强。让外邪，尤其是燥邪在第一轮的进攻中就败下阵来。

另外，鼻子和气管以及肺构成了人体的呼吸系统。肺帮助人们吸收新鲜空气，排除废气。燥邪的特点之一便是易于伤肺，我们长期按摩鼻子，就相当于增强了门卫警戒，肺部的安全系数将会大大提高。长期按摩鼻子，能够祛燥润肺。

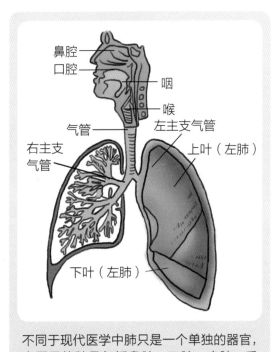

不同于现代医学中肺只是一个单独的器官，中医里的肺是包括鼻腔、口腔、皮肤、毛孔、气管等在内的一个系统

○ 揉鼻子的方法

擦揩鼻旁：以两手微握拳，用屈曲的拇指关节分别贴在鼻旁，上下擦揩，上推至鼻根，下揩至鼻翼两侧，两手同时操作，往返 20～30 次即可。

揉捻鼻梁：以左手或右手的拇指和食指，或以拇指和中指擦揩鼻旁，揉捻鼻梁，两指分别置丁鼻梁两边，沿鼻上下边揉边捻，往返 20～30 次。

少说话，口齿生津能润燥

相传李清云是有名的长寿明星，引无数后人探索他的养生模式，其中便有一条：寡言少语。为什么寡言少语对长生有益处呢？因为少说话能最大程度地节省津液。

◦ 千万不要瞧不起口水

从中医角度来看，脾是后天之本，肾是先天之本，而口水是脾肾所化，所以口水与生命活动密切相关。古人历来用吞津功，重视"口水"养生，明代养生大家龚居中曾指出："津即咽下，在心化血，在肝明目，在脾养神，在肺助气，在肾生津，自然百骸调畅，诸病不生。"难怪人都说"金津玉液莫轻抛"，其中的金津玉液依然是口水，将其视作金玉，可见珍贵性。

◦ 祛除燥邪，少说话是上策

许多人都有这种感觉，说话多了，觉得嗓子发干，甚至会声音嘶哑、咽痛，喝水也作用不大。出现这种症状的原因就是话说得太多了，津液少了，给燥邪提供了可乘之机。津液能克制燥邪，燥邪属火，津液属水，着火了怎么办？就得用水给浇灭。我们身体内的津液能够滋润五脏，防治燥邪。人们说话，就消耗了大量的津液。我们形容健谈的人，往往用"滔滔不绝""口若悬河"这两个词语，说明说话是很耗费津液的。津液用到说话上，那么滋润五脏六腑的津液就少了，燥邪就能乘机而入。所以，要祛除燥邪，少说话是上策。

━━━━━━━ 杨力教授提示 ━━━━━━━

口水防燥法的养生意义

想要防燥邪，就要少说话、少生气，同时注意口水养生。口水养生（即吞津功）在我国传承已久。方法其实很简单：找一个清净的地方，闭目端坐，静心屏气。用舌头顶住上颚，等到口中津液聚满，再慢慢地咽下。想象着口水已经到达丹田（脐下 3 寸）之处，长期坚持即可养生祛燥邪。

补肺气、润肺阴，三大穴位不可少

五脏六腑中，肺最为娇嫩。由于它直接通过鼻子、皮肤、喉咙与外界相通，所以外界的风、寒、暑、湿、燥、火等邪气很容易对它造成伤害。有些人容易感冒，天气稍一变化就生病，这就是因为肺功能不好，抵抗力下降。还有哮喘、咳嗽等问题，多是肺功能不好造成的。要想养肺，首先要把肺气补好，增强肺功能。

○ 补肺气、润肺阴的主要穴位

肺俞穴、足三里穴和气海穴是补肺气、润肺阴的主要穴位。

肺俞穴既能够平咳止喘，又能够利肺化痰，咳喘通常可以通过肺俞穴来调理。

足三里穴主要功能是调养脾胃，增强脾胃功能。养肺为什么要增强脾胃功能呢？中医里有个重要的养生原则，叫"虚则补其母"，字面意思很好理解，就是解决某一脏腑功能虚弱的问题，首先要找到它的"母亲"，把它的"母亲"补好。肺属金，脾胃属土，土为金之母，所以要想肺这个"子"养好，必须把脾胃这个"母"补好。

气海穴是人体元气汇聚的地方，具有大补元气的作用。

用这几个穴位补养肺气，日常保健，分别对它们艾灸10～15分钟就可以了。

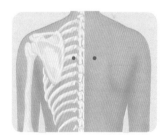 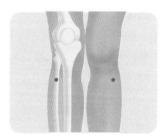 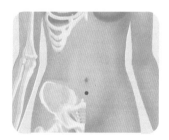

肺俞穴： 在上背部，第3胸椎棘突下，后正中线旁开1.5寸。

足三里穴： 在小腿外侧，犊鼻下3寸，犊鼻与解溪连线上。

气海穴： 在下腹部，脐中下1.5寸，前正中线上。

○ 为什么养生要经常润肺

肺有个特性——喜润恶燥，就是喜欢湿润，不喜欢干燥。所以秋冬季节天气干燥，呼吸系统疾病患者就很多。人们往往提倡秋天吃梨润肺就是这个道理。对肺进行保养，经常润润肺很有必要。

喝川贝雪梨猪肺汤可润燥

肺脏最怕燥邪。秋天气候比较干燥，人经常感觉肌肤发干、嗓子发干，这其实就是燥邪伤肺的表现。预防燥邪伤肺，首先在饮食上少吃辛辣食物，减少身体里的火气，另外可以吃点雪梨来达到滋阴润肺的目的。

○ 雪梨最主要的功效就是滋阴润肺

雪梨水多而滋润，加上其果肉为白色，根据中医五行理论，大部分白色食物都对肺脏有好处，所以雪梨最主要的功效就是滋阴润肺。

○ 雪梨能清热润肺、止咳化痰

中医认为，雪梨可润肺清热、生津止渴，与冰糖一起使用，能够润肺止咳，改善肺阴虚引起的咳嗽、干咳无痰、唇干咽干等症。

川贝雪梨猪肺汤

清热润肺，生津止渴

材料 猪肺120克，川贝母9克，雪梨1个。

做法

❶ 将猪肺洗净切开，放沸水中煮5分钟，再用冷水洗净，沥干水分。

❷ 将川贝母洗净打碎；雪梨连皮洗净，去蒂和梨心，梨肉连皮切成小块。

❸ 各种材料放到沸水锅内，文火煮1小时出锅即可。

功效 川贝可以滋阴润肺，雪梨润肺清燥，猪肺以形补形，可补益肺脏。三者一起煮汤，清热润肺的效果更好。

提示 若寒痰、湿痰引起的咳嗽，不宜喝川贝雪梨猪肺汤。

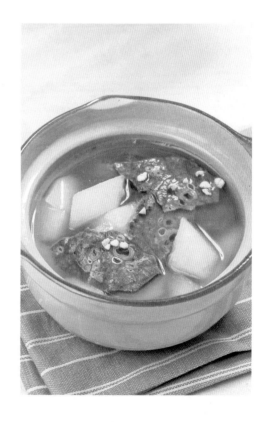

滋阴润肺，远离燥咳

燥邪伤肺，咳不止

中医认为，咳嗽分成两种，一种是"咳"，一种是"嗽"。病名不同，症状也不一样。"咳"的原因在于肺气伤而不清；"嗽"的病因在于脾湿动而为痰。

燥邪犯肺，就容易导致"咳"。这种咳嗽，往往只是干咳，很少有痰。如果有痰，表现得十分黏稠，不容易被咳出，还伴随有咽喉肿痛、口干舌燥、胸痛之类的症状。

《黄帝内经》中说："五脏六腑皆令人咳，而大要皆在聚于胃，关于肺也。"只要是咳，跟肺就有关系。

肺主一身之气，这个气，中医将其分为"营气"和"卫气"，其中营气的作用是濡养，相当于给花施肥浇水。卫气的作用是温煦护卫，相当于给花阳光照射以及除虫。之所以说肺为娇脏，喜润恶燥，就是因为如果在干燥的环境中，肺无法让"气"正常工作。肺缺少津液的润泽，营卫二气一失调，分辨清浊的功能下降，浊气上升，我们就会咳嗽。

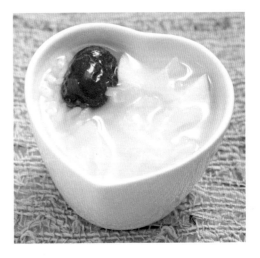

银耳红枣雪梨粥

生津，润燥，止咳

材料 雪梨 200 克，大米 100 克，去核红枣 1~2 颗，干银耳 10 克。

调料 冰糖 20 克。

做法

❶ 干银耳泡发，洗净去蒂，余烫一下，捞出，撕成小块。

❷ 雪梨洗净，去核，连皮切块；大米洗净，浸泡半小时；红枣洗净。

❸ 锅中倒清水烧开，加大米、银耳、红枣煮沸，转小火煮 30 分钟，再加入梨块煮 5 分钟，加冰糖煮至化开即可。

功效 雪梨与银耳一起煮粥食用可润燥、养肺，还有止咳化痰的作用。

花椒炖梨，生津润燥止咳

秋季多发的燥咳，调理方法以滋阴润燥、止咳为主。这种情况，可以用花椒炖梨的方式来调理。

花椒味辛性温，有振奋身体阳气、祛除外寒的作用；而梨具有凉润的作用，一方面能缓解花椒的温燥，保护津液，另一方面又可润燥止咳。它们相互配合，一凉一热，寒热并调。

花椒炖梨，这个方法过去叫"刺猬梨"，是将梨扎 30 个孔，每个孔里面塞入一粒花椒，然后用面裹上，煨熟，吃梨。后来，我们把它改良了一下，变成了把梨切块煮熟，然后吃梨喝汤，这样就更方便了。

花椒炖梨

散寒，润燥，止咳

材料 雪梨 1 个，花椒 10 粒。

调料 冰糖 10 克。

做法 雪梨去皮、去核，切成小块，放入花椒、冰糖，加适量水同煮，开锅 10 分钟即可。

用法 喝汤吃梨，每天早晚餐后各饮 1 次。

功效 温中散寒，润燥止咳。

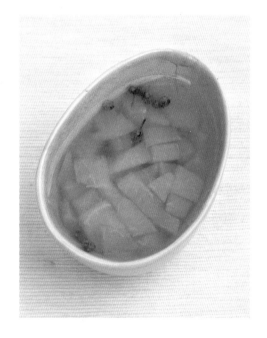

濡养肺肾，让咽喉不发炎

燥邪伤肺肾，喉咙少滋养

当下不少人深受咽喉炎的困扰而苦恼，得了咽喉炎会有怎样的表现呢？

○ 咽喉炎的表现症状

对于咽喉炎，《金匮要略》中曾经有这样的描述："妇人咽中有炙脔。"什么是炙脔？就是烤肉，烤肉堵在嗓子里，感觉辣、发烫。不仅如此，还伴随着局部干燥，嗓子发痒，有灼热感，疼痛，吞咽困难，还会咳嗽。说话的时候声音沙哑，说话多就容易疲劳。

○ 造成咽喉炎的主要原因是什么

造成咽喉炎的主要原因在于肺肾阴虚。咽喉是肺之门，如果肺出了问题，唇亡齿寒，咽喉也会被波及。咽喉就靠着肺肾阴精来濡养，当燥邪入侵时，耗伤肺肾之阴，时间一久就会灼伤咽喉。由此可见，燥邪是导致咽喉炎的主要原因之一。

○ 常吃这些食物，能缓解咽喉炎

咽喉炎忌吃干燥、辛辣、煎、炸等刺激性食物，宜吃含水分多、易吸收、滋润喉咙的水果、蔬菜，还可用具有清热下火功效的材料泡水饮用。

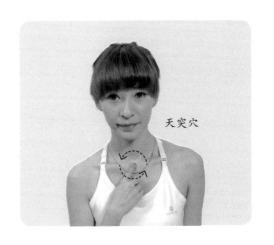

天突穴

○ 按揉天突穴，调理咽喉炎

精准取穴：在颈前区，胸骨上窝中央，前正中线上。

艾灸方法：用食指轻轻按揉天突穴3~5分钟。

功效：按揉此穴可生津润燥，缓解咽喉炎引起的咽干等症状。

罗汉果煲猪肺，润肺祛燥火

调理咽喉炎，有一个很简单的食疗方子——罗汉果煲猪肺，可滋阴润肺、呵护咽喉。

○ 罗汉果，清热除燥、利咽止渴

罗汉果有清热止渴、利咽生津的作用，罗汉果因为入肺脾二经，可以清除燥邪，对于燥邪犯肺导致的病症有显著效果，比如肠燥引起的便秘，可取罗汉果1个，沸水冲泡，代茶常饮即可。如果是痰火咳嗽，就取罗汉果半个，水煎服。如果暑热烦渴，可取罗汉果半个，开水冲泡代茶饮用。

○ 猪肺，可补虚、止咳

中医认为，食用猪肺可补人的肺脏。据《本草图经》记载："猪肺，补肺。"猪肺可补虚、止咳、止血，对于调理肺虚咳嗽、久咳咯血有一定功效。

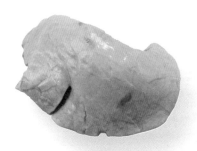

猪肺

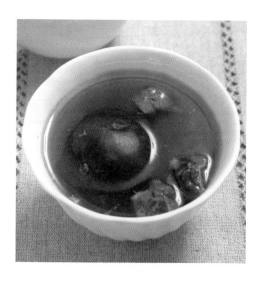

罗汉果煲猪肺

润肺，除燥，降火

材料 猪肺250克，罗汉果1个。

做法

① 猪肺切成小块，挤出泡沫，洗净；罗汉果洗净。

② 将猪肺和罗汉果加适量清水一起煮，先大火煮沸，再用小火煮30分钟至猪肺熟烂为止。

功效 清热化痰，润肺止咳。

提示 猪肺为猪内脏，里面隐藏着大量的细菌，必须清洗干净。买回来的猪肺不要切开，通过大气管往里面充水至膨胀，用手抓肺叶用力把水挤出来，反复挤压和冲洗，直至冲洗干净猪肺里面的血水，猪肺变白。再把猪肺切成小块，放盆里冲洗后大火煮熟洗净浮沫，就非常干净了。

润肺祛燥，甩掉脱发烦恼

燥邪伤肺，青丝根根脱落

中医认为，燥邪会导致脱发。为什么燥邪会对毛发造成损伤呢？这是因为肺主皮毛——毛发和肺之间的关系密不可分。

○ 头发容易干枯、脱落是怎么回事

中医认为，肺主气，助心行血，通过其宣发作用，将气血津液运输到皮毛上去。这就是所说的肺主皮毛。皮毛如同一盆花的叶子和花朵，肺就是这盆花的根，根从土壤中吸收水分和养分，并源源不断地输送到花朵和叶子上。如果输送及时且数量充裕的话，那么枝叶繁茂、花朵鲜艳。反之，如果输送不及时或者数量不足，那么叶子和花朵都不会繁盛。

燥邪入侵，就会引起肺燥，从而导致脱发。燥邪入侵所导致的脱发，不仅会出现脱发，而且会导致头发没有光泽，毛发容易干枯，头皮屑增多的情况。

○ 黑芝麻和山药一起煮粥，补肺固肾，防脱发

中医认为，黑芝麻有补肝肾、益精血的作用。主治肝肾不足引起的须发早白、脱发；山药可健脾、补肺、固肾、益精，可以固发防脱。用黑芝麻和山药一起煮粥食用，可以补益肺肾、固护头发。

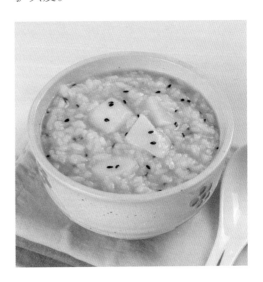

黑芝麻山药粥

补脾肾，防脱发

材料 大米、山药各100克，黑芝麻10克。

调料 冰糖5克。

做法

❶ 大米淘洗干净，用水浸泡30分钟；山药洗净，去皮，切小块。

❷ 锅内加适量清水烧开，加入大米和黑芝麻，煮开后转小火。

❸ 煮25分钟，加山药块煮10分钟，放冰糖煮至冰糖化开即可。

红枣首乌煮鸡蛋，赶跑燥邪，护住秀发

脱发是指头发脱落的现象。正常脱落的头发都是处于退行期及休止期的毛发。病理性脱发是指头发异常或过度的脱落。最常见的是脂溢性脱发，主要症状是头发油腻，亦有焦枯发蓬，有淡黄色鳞屑固着难脱，或灰白色鳞屑飞扬，自觉瘙痒。

中医认为，红枣能补中益气、养血生津，是生津去燥的主力军。身体中津液多了，燥邪便无处容身，加之红枣色红，以色补色，最能补益气血。而且，红枣还有美容的功效，民谚有云："日啖三颗枣，红颜不变老。"

何首乌这味药，来源便和"乌发"有关。相传有一个何姓老者，吃了首乌后头发尽黑，故名"何首乌"。何首乌能入肝经和肾经，肝主血、肾主精，何首乌入肝经和肾经，就能让精血变盛。头发，又被称为"血之余"，精血充足能供给头发，头发自然就会乌黑发亮。

鸡蛋有很好的润肺作用，既能赶走燥邪，又能滋养肺部，让肺恢复对头发的养分运输，头发自然就会生机勃勃了。

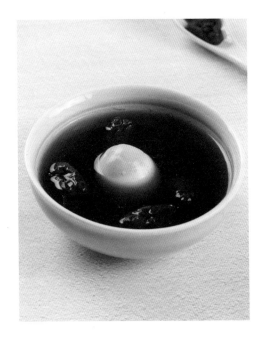

红枣首乌煮鸡蛋

滋阴润燥，呵护秀发

材料 红枣 4 颗，制何首乌 20 克，鸡蛋 1 个。

调料 红糖适量。

做法

❶ 将红枣、制何首乌、鸡蛋洗净，共置砂锅中，加水同煮，鸡蛋煮熟后去壳入锅煮 30 分钟。

❷ 拣出红枣、何首乌，加入红糖即可服食，每日 1 剂即可。

功效 乌黑亮发，防止脱发。

推拿效果好，头发不再掉

经常做头部推拿，能够加强头皮的血液循环，改善毛囊的营养，促进头发再生，有效防止头发再次脱落。这套推拿方法每天早晚各1次，最好能经常坚持。

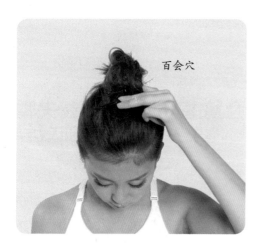

○ 按揉百会穴

精准取穴： 将耳郭折叠向前，找到耳尖。两耳尖做一连线，与头顶正中线的交点处，即为百会穴。

推拿方法： 用一只手的食指、中指、无名指按头顶，用中指揉百会穴，其他两指辅助，顺时针转36圈。

功效： 有熄风醒脑、升阳固脱的作用，可改善脱发现象。

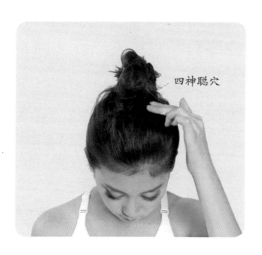

○ 按压四神聪穴

精准取穴： 先找百会穴，其前后左右各量1横指处即是四神聪，共4穴。

推拿方法： 用手指指腹按压四神聪1~2分钟。

功效： 可促进脑部血液循环，疏通经脉，防止脱发。

杨力教授提示

护发防脱，要吃滋阴润燥的食物

除按摩外，饮食上也要注意，平时要多吃梨、葡萄、菠萝、桑葚等滋阴润燥的食物，也可以护发防脱。

皮肤干燥瘙痒，
滋阴润燥止痒有方

保证皮肤滋润，润燥最关键

秋季燥字当令，如果干燥的程度太过就容易形成"燥"邪，肺容易受到燥邪损伤。肺又主皮毛，燥气伤肺，从而影响皮肤，导致瘙痒。因此，秋天滋阴润燥很关键。

○ 银耳是秋季滋阴润肤的佳品

秋季吃银耳，是滋阴润燥的好方法。银耳润而不寒、甘而不腻、补而不滞，适合秋季的平补原则。将银耳制成银耳羹，滋阴润肺效果更佳。

具体做法：将银耳撕成小块，水发1小时左右，食用时取适量发好的银耳加适量冰糖（糖尿病患者不加冰糖）加水烧开煮至黏稠即可。也可以加一些梨、百合、红枣、枸杞子等，滋阴润肺效果更好。

○ 常做深呼吸，可养阴润肺

深呼吸可以帮助人体吐出浊气，吸入新鲜氧气，改善肺部气血循环，让气血多流通，增加血中的氧气，以促进有氧代谢，增强免疫力，加快对肺部细胞的修复，达到润肺的目的。

具体动作要领：伸开双臂，尽量扩张胸部，然后大口吸气，大口吐气。

> **杨力教授提示**
>
> **秋季早晨很适合晨练**
>
> 秋季的清晨是晨练的最佳时间。秋季的早晨，天高气爽，令人心旷神怡。选择清幽的地方做晨练，有益于身体健康。秋季早起，呼吸新鲜空气，享受着大自然的美，还能够锻炼身体，一举两得。

皮肤干燥缺水，淘米水帮你止痒

皮肤干燥缺水，带来苦不堪言的后果，就是皮肤瘙痒。皮肤瘙痒主要是由于燥邪所致，可以用祛燥的方法来解决。

皮肤瘙痒的来由同样是因为"燥"邪所致，同样可以用润燥的方法来解决，这种方法其实很简单，用淘米水就可以。因为淘米水具有米的一些特性，和中、润燥。盐是寒性的，具有凉血的效果，因此也可以用来润燥。

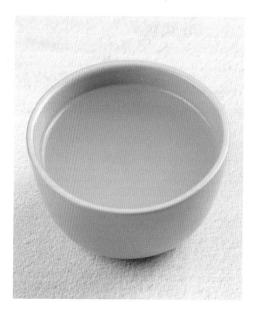

淘米水

凉血止痒

材料 淘米水1000毫升，食盐100克。

做法 将食盐放入淘米水中，置锅内煮沸5~10分钟，然后将淘米水倒入面盆中，温热后用消毒毛巾蘸盐水擦洗患处，早晚各1次，每次1~3分钟。

功效 清热，凉血，润燥，止痒。

杨力教授提示

润燥，多喝水才是根本

为肌肤补水，多喝水才是直接、快捷的方式。多喝水是秋季护肤的重头戏，最好多喝水质好的温凉开水。现代美容医学发现，凉开水实际上是一种含空气很少的"去气水"，而开水自然冷却到20~25摄氏度时，内聚力增大，与生物细胞内的水结构十分接近，有很大的"亲和性"。温凉开水还可增加血液中血红蛋白含量，因而使皮肤显得红润。

秋膘好贴，燥邪难防

秋天，大家都会想到秋冬养阴，秋冬进补。所以立秋"贴秋膘"成为立秋时节的一项重要内容。根据"虚则补之"的原则，一年四季都可以进补。但要让贴秋膘达到预期目的，那就不能太忙于进补。秋天一到就盲目贴秋膘，不仅于事无补，更会弄巧成拙。

为什么呢？因为秋天气候干燥，而进补之物又大多是温热的，这无异于火上浇油。

○ 贴秋膘不一定非要吃大鱼大肉

贴秋膘不一定非要吃大鱼大肉，天气干燥的季节，吃大温的肉食类温热食物，无异于火上浇油，这种贴秋膘的方法对身体有害无益。所以说，贴秋膘是有讲究的，最合适的食物是健脾胃的食物，因为夏天的脾胃，通常都会遭遇冷饮、体内湿热环境的刺激，已经疲惫不堪。所以，秋天是养护脾胃的好时机，实际上也只有把脾胃养护好，才能把那些大鱼大肉消化掉，因为鱼肉等滋补性食物大多有一个共同的特点就是黏腻，不好消化。所以，人们吃多了就会被腻住。本来胃就不好，现在脾脏又被腻住了，就更不好吸收了。正因为如此，滋补食物才成为祸害。所以，贴秋膘第一步是将脾胃调理好。

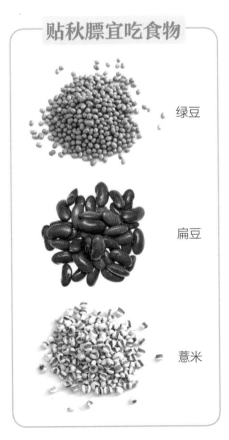

贴秋膘宜吃食物

绿豆

扁豆

薏米

○ 如何贴秋膘才能调理脾胃

怎样贴秋膘才能调理脾胃呢？调理脾胃要侧重于清热、利湿、健脾，不妨多吃一点绿豆、扁豆、薏米等，使得体内的湿热邪气从小便排出，促进脾胃功能的恢复。只有这样，才能避免脾胃免受外燥和体内湿热的攻击，还你一个健康的脾胃。

金型体质的人，
要防燥、防肺部疾病

金型体质，易受燥邪侵扰

肺在五行属金，所以金型体质者偏于肺气虚，需要注意的是肺和大肠，其次是气管及整个呼吸系统。

中医认为，人体五脏与自然界四时相应。燥为秋天的主气，而肺为清虚之体，秋燥最易伤肺，金型体质者为阴阳相对平衡之人，但是金型体质者多有肺脏方面疾病的易感性。所以金型体质的人要特别注重肺肾两脏的保养。

金型体质者要多吃滋阴润燥食物

对于金型体质者而言，最易患病的脏腑首推肺脏。肺脏有娇脏之称。因此，金型体质者在平时可以常吃具有益肺润燥功能的食物。属金的食物是白色食物，金型体质的人饮食应以清肺润肺、生津增液之品为主，因其能促进胃肠蠕动，促进新陈代谢，让肌肤充满弹性与光泽。金型体质者宜多吃植物性食物，如百合、梨、苹果、银耳、糯米、山药、白萝卜等。

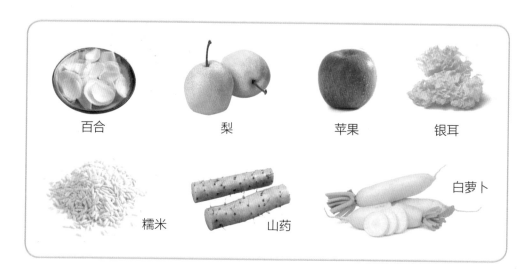

百合　　　　梨　　　　苹果　　　　银耳

糯米　　　　山药　　　　白萝卜

金型体质者秋季养生指南

唐代医圣孙思邈认为，肺属金，主秋季。从季节养生角度讲，秋季养肺效果最佳，再者秋季干燥，肺为"娇脏"，开窍于鼻，很容易为秋燥所伤，如被其伤，就非常容易出现鼻干口燥、干咳、喉咙痛等上呼吸道疾病。所以，秋季养生要注意呼吸系统的维护，特别是对肺部的调养。那么针对秋天这个季节，我们该如何养护自己娇贵的脏器呢？

养肺首先要多做深呼吸

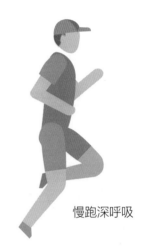

方法是伸开双臂，尽量扩张胸部，然后大口吸气，大口吐气。可以站着做，也可以在慢跑、行走或做操时做，目的是吐出浊气，吸进新鲜氧气，改善肺部的气血循环，让气血多流通，增加血中的氧气，以便促进有氧代谢，增强免疫力，加快对肺部细胞的修复，从而达到润肺的目的。做深呼吸，最好每天早晚各一次，每次多少下可量力而行。

慢跑深呼吸

减少寒凉、辛辣食物的摄入

肺是一种非常怕冷的器官，因此，在秋季到来的时节，我们就不要再像夏天那样贪凉、不注意保暖了。这个时候，应该减少冷饮、凉性的水果的摄入，同时，不要吃一些辛辣的食物，应多吃一些酸味的食物，保护好我们的肺部。

开口大笑也可以养肺

以上一些润肺方法多少都是借助外部的力量来实现的，其实，我们在生活中有一种很好的保肺润肺的方法，那就是丌口大笑。这里说的笑，指的是真正发自内心的那种笑。因为，人在大笑时，胸肌伸展，胸廓扩张，肺活量随之增大，这样就可以消除疲劳、驱除抑郁、解除胸闷。

研究表明：发自肺腑的笑，可使肺气布散全身，使面部、胸部及四肢肌群得到充分放松。

有些人的头发很容易出油，而有些人头皮特别干燥、头发干枯，这是什么原因造成的呢？

答 一般头发容易出油的人体内湿热比较重，湿热上蒸就会出现头皮出油的表现；中医说"发为血之余"，许多情况下头发干枯的人气血都不太足，血虚不荣于发，所以才会出现头发干枯的表现。

如果秋天得了燥咳，除了吃药以外，平时饮食上有什么需要注意？

答 首先要清淡饮食，避免那些辛辣刺激性的食物，如生姜、大蒜、葱等可能都需要忌口，因为许多人反映，吃完这些以后觉得口干舌燥，容易加重病情。其次，我们可以用梨、银耳、冰糖等熬水喝，用以滋阴润肺。

便秘的时候能吃泻药吗？便秘是由哪些原因造成的？

答 中医认为，便秘分许多种类型，比如肠燥津亏、气虚无力、气血两亏、胃肠积热等证型。泻药有时能够暂时缓解大便干结情况，有时反而适得其反，所以还是需要具体情况具体对待，切不可自己乱吃药。

民间有"春困秋乏"一说，请问"秋乏"也是因为阳气收敛的缘故吗？

答 在一定程度上，秋乏也与秋季收的特性有关。可以说秋乏是人体内阴阳失衡的表现。秋天阳气收敛，人的津液也会随之内收、不足，从而导致人体内阴阳失衡，便出现了身体乏力的状况。

第六章

清火——百病皆因『火』生

人为什么会上火

阴阳失衡招邪火，去火就要调阴阳

正常情况下，人体阴阳是平衡的，如果阳气过亢，就出现了我们常说的"上火"。上火的滋味可不好受，嘴上起小泡、口腔溃疡，要不就是牙齿疼痛、出血，咽喉干痛，身体感到燥热，大便干燥……我们每个人可能都会遇到这种情况。一旦出现上火的症状，大家都会使出各种招数，想要压下体内这股"邪火"。

○ 人体中正常的火与不正常的火

其实人体里本身就是有火的，如果没有火，生命也就停止了，就是所谓的生命之火。当然火也应该保持在一定的范围内，比如体温应该在 37 摄氏度左右。如果火过亢，人就会不舒服，出现红、肿、热、痛、烦等具体表现，也就是我们常说的"上火"。火在一定的范围内是必需的，超过正常范围就是邪火。不正常的火又分为虚火和实火，不正常的阴偏少，显得阳过亢，这样就显示为虚火。

○ 让身体恢复正常：滋阴降火，阴阳平衡

邪火大部分还是由内而生的，外界原因可以是一种诱因。外感火热最常见的就是中暑，通常都是因为在温度过高、缺水、闷热的环境下待的时间过长，然后体温也会升高。这就是一种典型的外感火热症。但一般来说内生的火热情况比外感火热多，比如现代人工作压力大、经常熬夜、吃辛辣食物等，内生火的因素要大得多。可见，邪火还是由身体的阴阳失调引起的。中医认为，人体生长在大自然中，需要阴阳平衡、虚实平衡。人体的"阴阳"互为根本，"虚实"互为表里。当人体阴虚阳盛时，往往表现为潮热、盗汗、脸色苍白、疲倦心烦或热盛伤津而见舌红、口燥等上火的症状。此时就需要重新调理人体的阴阳平衡，滋阴降火，让身体恢复正常。

有的上火并不严重，通过自我调节就可以让身体状况恢复正常，但是对于一些特殊人群，比如老年人或者有基础疾病如心血管疾病的人来说，还是应该引起注意。

内火"烧"身，有哪些表现

火邪的来源不仅有外邪，还有内热。内火侵入身体，容易滋生各种问题。

火为阳邪，其性炎上

中医认为，"火为阳邪，其性炎上"，所以致病有热而上升、多侵犯头面等身体上部器官的特性。如发热面赤，烦躁易怒，失眠，头痛头胀，头汗出，耳鸣，面部起粉刺痤疮，目赤肿痛，口渴，口舌生疮，咽喉肿痛，舌尖灼痛，牙龈肿痛出血等，民间习称为"上火"。上炎的火以心火、肝火、胃火最多。虽然同为火邪，由于病位不同，调理上也各有侧重。

①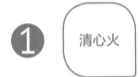
心火上炎的主要症状有烦躁、失眠、舌尖痛等。这些情况，可以用莲子心，每次1~3克泡茶饮用；或用淡竹叶3~5克，煎汤代茶饮用。

② 清肝火
肝火上炎的主要症状有目赤肿痛、目眵多而黏、头胀痛、头汗多、耳鸣等。苦丁茶、桑叶、菊花、决明子等，能清肝火。具体应用时还有一些细微的差别：如目赤多眵，伴口中黏腻者，用苦丁茶5克，泡茶饮；目赤伴头胀痛，头汗多，或鼻塞多黏涕者，用桑叶（也能清肺火）、菊花各5克，症状重者可再加夏枯草5克，水煎服；目赤多眵伴大便干结者，用炒决明子5~10克泡茶等。还可用菊花、荞麦皮、黑豆皮、绿豆皮、决明子等各适量，制成枕芯，以清肝明目。

③ 清胃火
胃火炽盛常会引起口臭、牙龈肿痛、呕吐酸水等，黄连、蒲公英等能清胃火。可用黄连1~3克，开水泡饮；或用蒲公英10克，用水煎服。

○ 火热易伤津耗气

火热之邪最容易迫津外泄，或消灼津液使人体阴液耗伤，所以火热邪气致病，除有高热之外，往往伴有口渴喜饮、口舌咽干、小便短赤、大便干结、鼻咽干燥等津伤之症。

火热伤人有三个关键点，第一是热，第二是干，第三是乏。热代表热盛；干代表伤津；乏代表耗气。其调理原则是清热、生津、益气。清代有一个名方叫"五汁饮"，就是用梨汁、荸荠汁、鲜芦根汁、麦冬汁、藕汁或蔗浆各适量和匀制成，凉服，不喜凉者，可炖温服。用于调理温热病后期低热不退、面赤、口渴、吐白沫、黏滞不畅、不欲食的有效方剂。

○ 火易生风动血

火易生风，指火热之邪侵袭人体容易引起四肢抽搐、目赤红肿、颈项强直、角弓反张等"肝风内动"之症，又叫"热极生风"。

"血得热则行"，火热之邪能加速血行，使血不循常道而外溢，中医称"热盛迫血妄行"，引起各种出血症。如肝火炽盛，可致目睛出血；肺火旺盛，则致咳血、鼻出血；胃火炽盛，则呕血、牙龈出血；大肠火盛，则大便出血；心火旺盛，则小便出血等。

中医调理火盛出血的名方："三黄泻心汤"（大黄10克，黄连、黄芩各5克，用水煎服）；调理目睛出血，可用桑叶30克，水煎服；大便出血，可用槐花每次10克，用水煎服。

○ 火热易扰心神

因为火热邪气是夏季主气，是夏至前的火热邪气，而夏季又通于心，故火热易扰心神。感受火热之邪，轻者可以出现烦躁、失眠；重者扰乱心神，出现狂躁不安，甚则神昏谵语等症状。

○ 火热易致肿疡

火热之邪致病常聚集在局部，腐肉成脓，见到红肿、热、痛的局部疮疡。《素问·痈疽》曰："大热不止，热胜则肉腐，肉腐则为脓，故名曰痈。"《素问·至真要大论》云："诸痛痒疮，皆属于心。"说明火热之邪伤心可见肿痛、肿疡、瘙痒病证。

扑灭火邪，"清"是对策

夏日火邪盛，苦瓜立奇功

夏天气温升高，人们就容易"上火"。具体症状有口舌生疮、双目红赤、口干舌燥、咽喉肿痛、大便干燥、心烦失眠等。这个时候，吃点苦瓜能有效降火。

苦瓜能解因火导致的烦闷和心神不安。根据五色、五行、五脏的对应关系，苦瓜属于"水火通明，土金授受际也"。有水，就能降火。所以大便干燥、咽喉肿痛、溃疡等"上火"症状就能通过吃苦瓜来舒缓。

而且，我们看苦瓜的模样，疙疙瘩瘩的表面有点像是荔枝，和人心酷似。苦瓜成熟后，瓜瓤是红色的，我们都知道中医强调"以形补形，以色补色"，故苦瓜益心经，因为火邪作祟导致的心情烦躁、烦闷、失眠等症状也就能够得到遏制了。

凉拌苦瓜

清心去火，解暑热

材料 苦瓜 300 克，干辣椒段适量。

调料 盐 3 克，蒜末、醋各 5 克。

做法

❶ 苦瓜洗净，切开，去瓤，切成片，焯熟后捞出过凉，控净水。

❷ 将苦瓜片和蒜末、盐、醋、干辣椒段拌匀即可。

功效 清心明目，缓解不良情绪。

提示 苦瓜用开水烫，可以去除苦味。

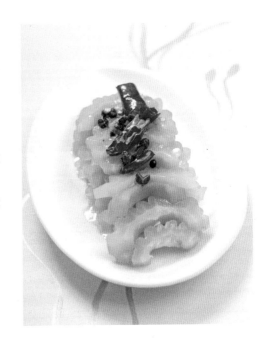

做个绿豆枕头，轻松除火邪

中医传统理论认为，尽管火邪遍布四季，但"在天为热，在地为火"，所以炎热的夏天火邪更猖獗。所以夏天出现"上火"症状者颇多，对付夏天的火邪，最简单的办法就是做个绿豆枕。

◦ 绿豆清火透邪，除燥热

绿豆可以清暑解毒、除烦润燥，是火邪的"天敌"。炎炎夏日，火邪得天独厚，如果没有"天敌"，它就可以任意横行，百无禁忌。

对于爱上火的人来说，自制绿豆枕是个不错的选择。绿豆枕也是药枕的一种，而药枕的保健原理就是枕内的物质不断挥发，借助头部的温度和皮肤的吸收作用透入体内。同时，药枕还能利用我们的鼻子呼吸，使挥发物质进入我们的肺部，达到"闻香治病"的目的。

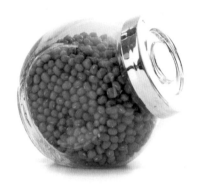

绿豆清热解毒、明目

◦ 绿豆枕的制作方法

绿豆枕采用的原料是绿豆皮。绿豆清热解毒，其实清热之力在皮，解毒之功在肉。《本草纲目》也证实了这一点，强调"绿豆衣"的作用是"解热毒，退目翳"。我们制作绿豆枕，应选绿豆皮（煮绿豆汤即可获取）适量，再掺上破碎的绿豆，用细密且透气的布料包装，做成枕芯，套上枕套即可。绿豆皮的数量，一般以平铺枕头的高度为宜。绿豆枕的保质期在 1~3 个月，而且夏天的绿豆枕更容易变质，要时常晾晒。

***

杨力教授提示

可以用不同的材料，填充绿豆枕头

我们可以根据自身的需要，在绿豆枕的基础上进行加减。比如要明目，可以将菊花放在绿豆枕芯之中；要清心，可以将决明子放在绿豆枕中等。

败火解毒，首选金银花露

夏天发热后身上起了许多红疙瘩，怎么办？这其实是夏天外感过后有热毒的表现症状。这种情况，可以喝金银花露祛除热毒。

○ 金银花露，清热解毒效果好

金银花露，主要解决夏天外感过后有热毒的问题。发热后会起各种疹子，怎么办呢？只要是热症引起的，也就是舌头是红的，可以用金银花露。

金银花露是通过金银花蒸馏而成的，药性平和，有清热解毒的作用。对夏天起的各种疹类，尤其是能将发热透发的疹类中的热毒散发出来，效果很好。

○ 金银花露怎么用

如果发热后出了疹子，或者夏天天热，身上起了各种疙瘩，舌头是红的，就可以喝金银花露来清新解表。

金银花露各大药店都有销售，有些淡淡的甜味，很好喝。买来后，可以遵照医嘱或按照说明书服用。

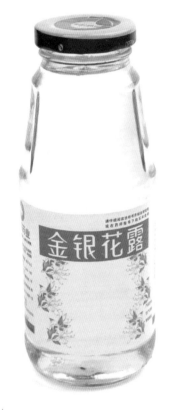

杨力教授提示

金银花露虽好，但不宜常喝

千万不要认为，既然金银花露好，就把它当饮料来喝。这是不行的，只要喝上两天，把热毒排解出来就可以了。

牙龈肿痛，清火泻热是关键

牙痛不是病，痛起来真要命

俗话说："牙痛不是病，痛起来要人命。"牙龈肿痛和血热脱不了关系。火邪容易犯血分，而"血热妄行"，加之火邪易侵上，处在人体上部的牙龈难免受到波及。风寒也会引起牙龈肿痛，但是牙龈肿痛的绝大部分原因是火邪入侵导致的。牙龈肿痛往往是胃火（实火）和虚火在作祟。

○ 肾阴不足，就会引起牙龈肿痛

中医认为"齿为骨之余"，由肾来管理。如果肾阴不足，火邪就没有了天敌，虚火上炎，就会出现牙龈肿痛。这种牙龈肿痛，牙龈肿得并不厉害，肿胀的部位微微发红。疼痛缠绵不绝，总感觉牙齿会晃动似的。

○ 胃火是病根，牙龈也会痛

如果在天干地燥的季节吃了太过辛辣和油腻的食物，常会导致胃火上炎，也会出现牙龈肿痛的情况。如果胃火是病根的话，脸颊会肿起来，影响到咀嚼。局部发热，会出现嘴苦口臭等症状，也会出现便秘等症状。

杨力教授提示

治牙疼是不是都可以用清热的药

牙疼需要分清楚是实火还是虚火，实火是可以用一些黄连、大黄之类的药物进行调理，虚火则要清虚热、滋阴。不是所有的火都采用清热的调理方法。如果是虚火牙疼需要滋阴降火，可以用一些黄芩、黄柏、生地、知母等。

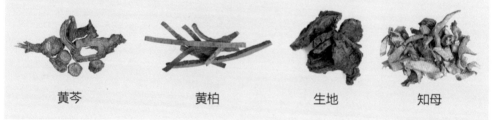

| 黄芩 | 黄柏 | 生地 | 知母 |

丝瓜姜汤，牙龈肿痛的克星

中医强调"药食同源"，我们的厨房中往往也有治病的良药，丝瓜姜汤就是牙龈肿痛的克星。

丝瓜的功能主要有清热、化痰、凉血、解毒。牙龈肿痛便是由火邪入侵血分导致的。清热，将火邪赶出体外，凉血"善后"，让被火邪侵袭的血脉恢复正常。而且，丝瓜还能调理各种疮，如冻疮、痔疮、痘疮等。

至于姜，人们可能会疑惑，姜是辣的，不是说吃辛辣之物能导致胃火吗？其实姜的功效有很多，它能破血逐瘀，还是行之有效的胃药。

姜最大的功效在于通心肺，"心气通，则一身之气正而邪气不能容"，火邪再歹毒，也不过是邪气，当我们的身体充盈着正气时，火邪也只能夹着尾巴灰溜溜地逃走。至于大家惦记的姜内存热的问题，处理起来也很容易，吃姜的时候不要去皮就行了。

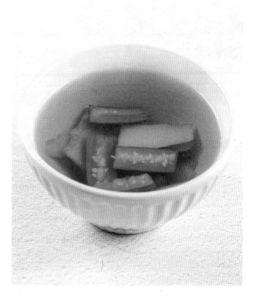

丝瓜姜汤

清热消肿，止痛

材料 丝瓜 300 克，鲜姜 100 克。

做法

❶ 先将丝瓜洗净，切段；鲜姜洗净切片。

❷ 两味加水共煎煮 3 小时，每天饮汤 2 次。

功效 清热消肿，缓解牙龈肿痛。

杨力教授提示

大蒜按摩也能止痛

用生大蒜头反复按摩疼痛的敏感区域，每日 1~2 次，每次 1~2 分钟即可，1 周之后疼痛就会明显减轻或者消失。

按揉颊车穴和合谷穴，去火止痛真轻松

既然火邪来犯导致牙龈肿痛，散热邪的方法就是止疼痛的良方。调理相关穴位，就可以清热祛火，达到止痛的目的。

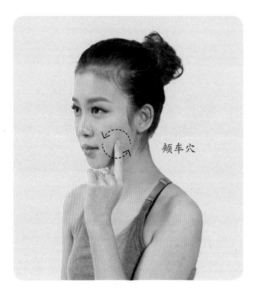

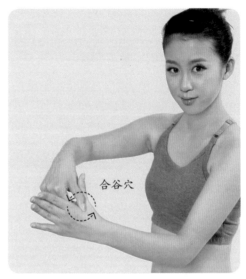

⚬ 按揉颊车穴

精准取穴：咬牙时，在面颊部有一个绷紧隆起的肌肉最高点，按压放松处即是颊车穴。

方法：食指指腹按揉颊车穴2分钟，以有酸胀感为度。

功效：可疏通阳明经气血，能够减轻胃经郁火所致的牙龈肿痛。

⚬ 按揉合谷穴

精准取穴：将拇指、食指并拢，肌肉隆起的最高点即是合谷穴。

方法：用左手的大拇指和食指上下揉动右手的合谷穴200下，再用右手的大拇指和食指上下揉动左手的合谷穴200下。

功效：合谷是止痛验穴，适用于风火循经上炎而致牙齿疼痛。

口舌生疮，
灭掉心头火可治本

大火烧心脾，口舌才生疮

口腔溃疡，古时候叫作口疮。中医认为，口腔溃疡在于火邪作祟，一把大火烧到心经和脾经上，而心经通于口，脾经通于舌，脏腑中的火就表现为口舌生疮了。

口疮的主要症状有哪些

口疮往往发生在嘴唇、颊、舌缘等部位，发作起来，口舌溃烂。烂处有米粒或黄豆大小呈圆形或卵圆形的溃疡面。发作起来，疼痛难忍。口腔溃疡还具有"周期性""复发性"以及"自限性"，也就是说，此时治好了，下次它又会复发。

巧吃莴笋，还口腔一片清凉

莴笋是凉性蔬菜，可以去除口腔内多余的火；莴笋味苦，可以清心火。将莴笋制成菜肴，如平菇炒莴笋、凉拌莴笋，清脆可口的味道更有利于去火除烦。

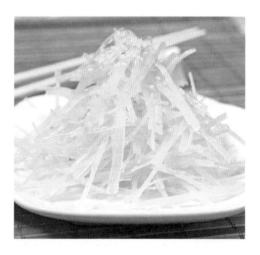

凉拌莴笋

清热除火，止牙痛

材料 莴笋 300 克，熟白芝麻适量。
调料 香油适量，盐 2 克，白糖少许。
做法

❶ 莴笋去掉叶和皮，取茎肉，洗净，切细丝，入沸水中焯烫一下，捞出过凉，沥干水分备用。

❷ 取小碗，加白糖、盐、香油拌匀，调成调味汁。

❸ 取盘，放入莴笋丝，淋上调味汁拌匀，撒上熟白芝麻即可。

功效 清心脾之火，除烦止痛。

心火在舌，可用银耳莲子汤清火

中医认为"心开窍于舌""舌为心之苗"，也就是说心与舌的关系密切，心的情况可以从舌的色泽及形态上表现出来。心的功能正常，舌红润柔软，运动灵活，味觉灵敏，语言流利；心气血不足，则舌质淡白，舌体胖嫩；心有瘀血，则舌质暗紫，重者有瘀斑；心火上炎，则舌尖红或生疮。

莲子主心，入脾、肾经，不仅能健脾益肾，还能养心安神、助睡眠，帮助清除亢盛的心火。如果睡觉不安稳，脾气大，白天心神不宁，食用莲子再合适不过了。不管是新鲜莲子还是干莲子，都是养心健脾的好食材。

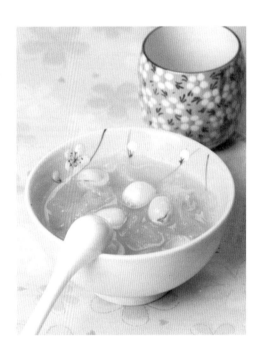

银耳莲子汤

清心火，除口疮

材料 新鲜莲子 20 克，干银耳 10 克。
调料 冰糖少许。
做法

❶ 将新鲜莲子去心取肉，洗净；银耳泡发，洗净备用。

❷ 三大碗冷水下锅（视食材量增减），同时放入莲子肉，大火烧开 3 分钟后，转小火煲 25 分钟，加入银耳，小火煲 10 分钟关火，最后加冰糖调匀即可。

用法 每天饭后 1 小时服用。

功效 适用于心火旺盛引起的口舌生疮。

蜂蜜，可涂可饮治口疮

调理口腔溃疡，可以用简单的食疗方来搞定。蜂蜜就是不错的选择，而且蜂蜜可涂可饮，灵活多样。

《本草纲目》说蜂蜜能"清热""补中""解毒""润燥""止痛"。饮用蜂蜜，可以将体内的"火"给灭掉。火都灭了，那么因火而致的口疮自然就会痊愈。

饮用蜂蜜水

治口疮效果棒

材料 蜂蜜20克，绿茶1克，五倍子5克。

做法

❶ 将五倍子加水400毫升，煮沸10分钟，加入绿茶和蜂蜜。

❷ 5分钟后分两次徐徐饮下，连续3天，效果明显。

功效 滋阴润燥、降火，调理口疮。

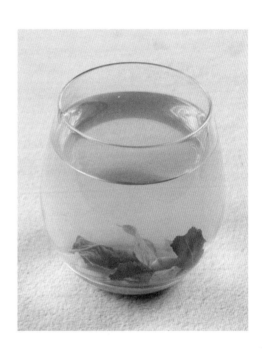

杨力教授提示

除饮用蜂蜜水外，还可以用涂抹蜂蜜的方法

涂抹蜂蜜，对调理复发性口腔溃疡有奇效。方法是将口腔洗漱干净，再用消毒棉签蘸蜂蜜涂抹在溃疡面上，涂抹的时候暂时不要饮食；15分钟后，可将蜂蜜咽下，每日重复涂抹3~5次，晚饭后可用温水漱干净口腔，用一勺原汁蜂蜜敷在溃疡部位，口含1~2分钟，再咽下，重复2~3次。晚上睡觉的时候用消毒棉签蘸蜂蜜涂抹在患处，含在口中，第二天疼痛就能减轻，连续调理2天后就可明显改善。

大便秘结，宜祛火养津

便秘者，十有九"火"

中医认为，造成便秘的原因有许多，燥热内结会便秘，津液不足会便秘，情志失和也会便秘。但是中医认为，"大便秘结，热者居多"。再具体一些，火邪导致的便秘存在的前提是"饥饱劳役，损伤胃气，及过食辛热浓味"。生活中那些工作压力过大的人，往往容易被便秘垂青。三餐不定时的人，也容易成为"便秘专业户"。喜欢吃辛辣食物，把麻辣香锅或者麻辣烫当饭吃的人，也摆脱不了便秘的困扰。

○ 为什么不少人会被便秘盯上

生活中之所以有许多人容易被便秘盯上，是因为上面这些习惯给蠢蠢欲动的火邪以空隙，让其乘机潜伏到我们的身体中，从而耗散真阴，让体内的津液不足，所以出现大便秘结的情况。生活中经常看到这样的情景，提一壶水放在火上，一壶水都能给"烤干"。如果我们身体内存在火邪，津液就会被烤干。没有津液，排便就不会通畅。

○ 便秘和大便干燥是不是一回事

许多人认为便秘就是大便干燥，其实便秘和大便干燥是有所区别的。大便干燥，往往就是简单的大便干结，而便秘是排便不畅。两者之间不能简单地画等号。但是火邪所导致的便秘，出现大便干燥情况的时候会多一些。

杨力教授提示

经常便秘，饮食要注意什么

多喝水。有助于保持肠道内水分，软化粪便。

适量吃能促进肠蠕动、软化粪便的食物。这类食物包括富含膳食纤维的食物，如各种绿叶蔬菜、水果等；富含 B 族维生素的食物，如粗粮、豆类及豆制品等。不要吃辛辣刺激、油炸烧烤食物，这些食物会引起肠燥，加重便秘。

西瓜汁，滋阴降火、缓解便秘

造成便秘的原因一般是饮食不当，以致胃肠燥热，或者大病之后，体质虚弱，使大肠传导不畅引起的。调理胃肠燥热的便秘，喝西瓜汁效果较好。

○ 胃肠燥热的表现

大便干结，排出困难，即使勉强排出，大便也像羊屎蛋；伴有烦躁、口臭、脸红、身体发热、腹部胀痛、胃口差、口干、嘴唇干燥、小便少且颜色黄等症状。

○ 西瓜汁，清热祛火

胃肠燥热引起的便秘，宜食用具有清热祛火功效的食物。可以将蜂蜜和甘蔗汁混合成饮料，每天早晚喝。甘蔗有滋补清热的作用，蜂蜜有清热、补中润燥的功效，所以蜂蜜甘蔗汁适合调理实火型便秘。如果暂时找不到甘蔗汁，可以用西瓜汁代替，一样能清肠热、降火气。

西瓜汁

滋阴清热，缓解便秘

材料 西瓜 250 克。
调料 蜂蜜适量。
做法
❶ 西瓜去皮、去子，切小块。
❷ 将西瓜块放入果汁机中搅打成汁，打好后倒出，调入蜂蜜即可。

用法 每次饮用 30~50 毫升。

功效 西瓜能清热解毒、利尿通便、生津止渴。

提示 西瓜汁性寒，腹泻或脾胃虚寒者不宜食用。

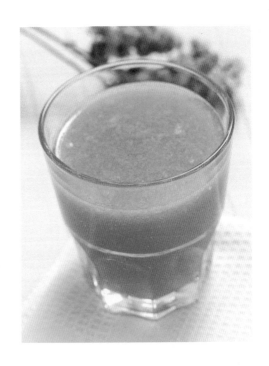

定时排便，减少肠中燥火

养成定时排便的习惯，有助于肠道常清。所以为了减少燥热伤身，定时排便很重要。

每天定时排便对身体有好处。因为我们的肚子就像一个垃圾筐，如果你及时把垃圾倒出去，那么就不会产生病菌，垃圾也就不易沤在垃圾桶里发霉腐烂，产生危害。所以定时排便就是及时倒垃圾，只有把大便这种垃圾及时倒出去，我们才能不被大便伤害。

要养成良好的定时排便习惯，要做到以下几点：

① 养成每天定时大便一次的习惯	每天早饭后排便，因为早饭后，食物进入胃内能引起"胃—结肠反射"，促进胃肠蠕动，出现大蠕动波，易于排便反射的产生。其实这个时间也是大肠经当令的时间，即早晨的 5~7 点。
② 养成每天晨起空腹喝一杯温开水的习惯	起床后，喝一杯温开水或蜂蜜水，有助于刺激胃肠蠕动，促进排便，且能增加肠中水分，防止粪便干燥引发便秘等。
③ 早晨起床没有便意也要去蹲一蹲	开始蹲厕所的时候，可能并没有便意，也没有粪便排出，却是结肠道重新调整规律的机会。而且，排便动作本身是一种反射性活动，是可以建立条件反射的。只要坚持定时排便一段时间，就可以逐渐建立起排便的条件反射，形成习惯后就能定时、顺利、快捷地排出大便了。

香油拌莲藕，清热养津，清便秘

许多人便秘的时候，会选择"泻"法，吃点泻药就以为万事大吉。岂不知这是"治标不治本"的做法。中医认为，调理便秘，当滋阴养血、生津润燥。

我们平常吃的莲藕，便是滋阴养血、生津润燥的妙物。我们常用"出淤泥而不染"来形容一个人的品格，说明莲出淤泥却不被浊气沾染。然而它的根莲藕，长了一副"玲珑心肠"，"通达诸窍，连绵诸络"，最后汇聚在头顶。而且莲藕非水不能生，而莲花的茎靠藕滋润。这样的莲藕，再加上"通利大肠"的香油，调理便秘效果更好。

香油拌莲藕

清除便秘

材料 莲藕100克。

调料 香油、香葱、蒜末、白糖、盐各适量。

做法

❶ 莲藕洗净，切片，热水焯烫，捞出，控干水分。

❷ 依据个人口味，放入适当的香油、香葱、蒜末、白糖、盐等拌匀。

❸ 当作佐餐的小菜来食用。

功效 促进肠道蠕动，缓解便秘。

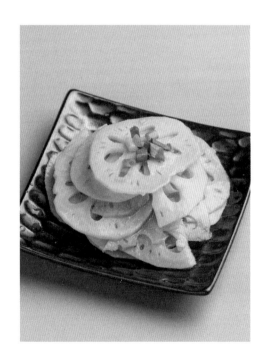

燥火便秘，可用鲜笋拌芹菜

对于因饮食不当、胃肠燥热引起的便秘，调理以泻热通便为主。平时吃一些具有清热润肠效果的食物，有助于缓解便秘。

竹笋一年四季都有，但唯有春笋、冬笋味道最佳。立春后采挖的竹笋，因笋体肥大、洁白如玉、肉质鲜嫩、美味可口被称为"菜王"。烹调时不论是凉拌、煎炒还是熬汤，都清香鲜嫩，被称为"山八珍"。鲜笋性寒，味甘，归大肠、肺、胃经，可清热化痰、和中润肠，还有缓解便秘的功效；芹菜性凉，味甘、辛，归肝、胃、膀胱经。芹菜含有大量的膳食纤维，可刺激胃肠蠕动，促进排便，有清肠的作用。

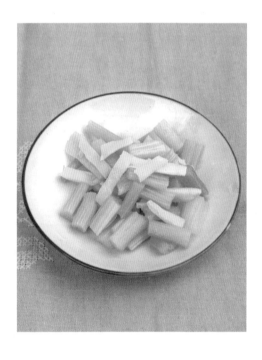

鲜笋拌芹菜

清热，润肠，通便

材料 鲜竹笋、芹菜各 100 克。
调料 香油 5 克，盐 1 克。
做法

❶ 竹笋洗净，煮熟，切短条；芹菜择洗干净，切段，焯水。

❷ 竹笋条与芹菜段混合，加入香油、盐拌匀即可。

功效 泻热导滞、润肠通便，适用于燥火引起的便秘。

三味药敷脚心，调理实火便秘

上火不仅发生在干燥的秋冬季，每逢换季或者炎热的夏季也是上火的高发期。上火了，就容易引发便秘。

○ 实火便秘：黄连、吴茱萸、大黄贴脚心

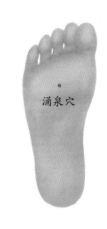

如果便秘，伴有尿黄、尿少、大便干结、舌尖红等症状，这就是实火。实火就需要用一些清热泻火的药物。大黄对实热引起的便秘、咽喉肿痛有很好的调理作用。另外两味中药黄连和吴茱萸，它们时常搭配一起使用，这两味药一寒一热，对于实热，常按照6∶1的比例搭配，一主一辅。将这三味中药搭配在一起敷脚心则能调理实火便秘。

取黄连18克，吴茱萸3克，大黄5克，共捣为末，敷在脚心涌泉穴部位，每天晚上敷，次日再去除，每日1次，症状减轻后即可逐渐减少用量，直到完全恢复健康。

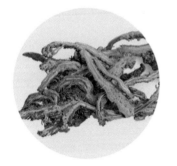

黄连
清热燥湿，解毒泻火

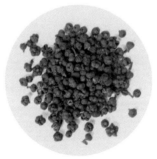

吴茱萸
补肾阳，健脾胃

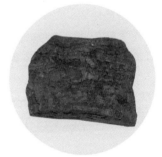

大黄
清热泻火

○ 上火，切忌滥用祛火药物

在上火期间，一定要多喝水，少食多餐，尽量通过饮食来调理，而不是滥用祛火的药物。如果要用药，也一定要分清是实火还是虚火，脾胃虚寒者过度用泻火的药物，不但不能消火，反而会使脾胃功能紊乱。所以，用药时要慎重。

火型体质的人，
要防火、防中风

火型体质，易受火邪侵扰

火型体质者五行属火，体质偏于心阴虚火旺，主要表现为心烦失眠、口渴、舌质红等特点。

火型体质者身体内阳气比较旺盛，养生的关键在于滋阴抑阳，调养心肾，以水济火。火型体质者要注意的人体器官是心脏与小肠，其次是血脉及整个循环系统，而且具有易患热病、血证及暴病的潜在倾向，比如冠心病、动脉粥样硬化、脑出血等疾病。火型体质者最重要的是养心。除了多吃养心食物外，根据五行相克原理，肾克制心火，冬季好好补肾气是个好方法。

火型体质者要多吃清火食物

养心最好吃赤色食物，其原则是保阴潜阳。以清淡之品为宜，如糯米、芝麻、蜂蜜、乳品、豆腐、鱼、蔬菜水果等。可适量食用一些海参、银耳、鸭肉等。燥烈辛辣之品应少吃。

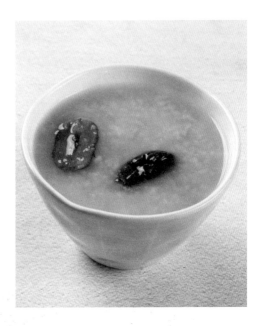

芍药粥

清心肝之火，健脾益肾

材料 白芍、茯苓各10克，大米100克，红枣5颗，牛膝5克。

调料 麦芽糖适量。

做法

❶ 先将白芍、茯苓、红枣、牛膝加水适量，小火煎汁，取出药渣，加水，并放入大米，用大火煮沸，改用小火熬成稀粥。

❷ 食用时加入麦芽糖。

功效 有健脾益肾、滋阴柔肝的功效。

火型体质者夏季养生指南

一年四季都应养心，夏天尤其要注意养心，火型体质者更应该如此。因为夏天出汗多，伤心阴、耗心阳。所以，夏天是心脏最累的季节，应重点养心。那么，如何才能达到夏日养心的效果呢？

○ 夏季苦养心，过苦也会"伤心"

夏季天气炎热干燥，容易上火，这时可以吃一些味苦的食物。苦味入心，同时具有清热祛火、生津润燥等功效，适合夏季食用，可以选择苦瓜、生菜、苦菜等。但食用味苦食物一定要注意量，食用过多反而会化燥伤阴。

○ 夏季养心，适合静心休养

夏季养心讲究"静"，要学会静心休养。心中清净，才能真正养心，心中无杂念、无大喜大悲，对心脏大有益处。

○ 夏天让自己出点汗

夏季天气炎热，能"使气得泄"，所以最自然的状态就是皮毛开泄、汗出畅通。我们可以趁这个时机顺应自然，让汗液带走一些代谢废物。如果夏天不出汗或很少出汗，就会让气血不顺畅，还很容易生病。

大热天的，许多人不喜欢运动。其实，我们不一定非要运动到大汗淋漓，因为中医认为"大汗伤身"，所以我们只要运动到微微出汗、气喘，但依然能够轻松说话的程度就够了。至于运动的时间，可以避开温度最高的白天，选择10点之前或17点之后都可以。出汗后还要注意及时补充水分，以免血液黏度增高，从而诱发心血管疾病。

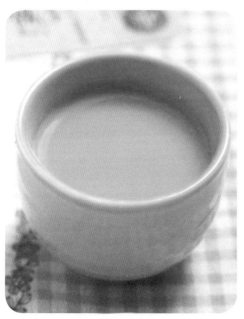

夏日饮品：绿豆苦瓜豆浆

体内有火,我们该吃些什么蔬果来降火?

答 火也是有虚实之分的。对于实火就应该清火、泻火;对于虚火就应该通过补益的方式来降火。举例来说,食积所化的火我们可以多吃一点山楂,消消食,食积消了,这个火就没有依附了;像一些胃火比较重的人,就可能出现牙痛等病,这时候可以吃一些苦瓜之类的蔬菜、水果来清火;像一些人因为工作繁重、情志不畅就可能会出现气郁化火的表现,这时候可以吃一些佛手瓜、柚子之类的水果来理气、降火。

如果脸上长了火疖子,把它挤掉是不是就把火泄出来了?

答 疖子是火邪结聚于局部的一种表现,但是火邪的来源不同,调理时需要针对具体患者实行个体化调理方案。如果把疖子挤掉了,不仅不能清掉这股火,还会留下瘢痕,更严重的还可能会造成感染,这是不可取的做法。

常听中医说"五志化火","五志"具体是指什么?

答 五志化火是指人的情志活动太过往往会变生火证,中医讲"五志过极皆可化火"说的就是这个意思。五志即怒、喜、思、悲、恐五种情志,中医用这五种情志来指代人的各种情志活动。

对于心神不定而导致的失眠,可以用什么方法进行调养?

答 这类人尽量少喝茶、咖啡之类使人兴奋的饮品;同时饮食清淡,不要过食辛辣;白天适量运动,让体内的阳气在白天能够充分调动,同时白天不要补觉过度,以免扰乱人体正常的生物节律;在睡前可以听一些轻音乐,让自己得到足够的放松,有助于入睡。

第七章

除病根——许多慢性病都是『六害』惹的祸

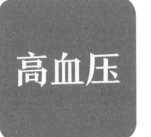

高血压

肝风内动是祸根

典型症状 血压升高，伴有头痛、头晕、头胀、耳鸣、眼花、心慌、失眠等症

主要危害 意味着心脏超负荷运转，动脉血管遭到损毁，心、脑、肾这些重要器官受到挑战

高血压与肝关系密切

《黄帝内经》首先指出高血压与肝风的关系最密切："诸风掉眩，皆属于肝。"掉眩，就是因风招致眩晕，眩晕是高血压的主要症状。高血压与五脏中肝的关系最为密切，而其中"风"的诱因又往往是引发高血压的前提，从而在治疗学上就有了"镇肝熄风"的重要理论。

高血压的诊断标准

在未使用降压药物的情况下，诊室内测量收缩压≥140毫米汞柱和(或)舒张压≥90毫米汞柱就可以诊断为高血压。

降血压特效食材

芹菜
降血脂
控血压

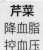
荷叶
保护血管
稳控血压

冬瓜
健脾化湿
去浊

按压太冲穴，平肝降逆降血压

快速取穴： 侧坐伸足或仰卧位，在第1跖骨间隙后方的凹陷中，可触及动脉搏动，按压有酸胀感处即是太冲穴。

推拿方法： 用拇指或食指指腹按压太冲穴1分钟，以有酸、胀、痛感为度。

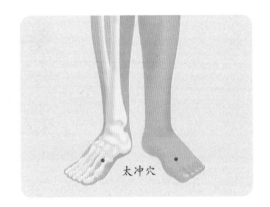
太冲穴

小偏方降血压 荷叶茶

取新鲜的荷叶半张，洗净后切碎，然后加入适量的水煎煮，煮熟后当茶水饮用，具有扩张血管和降血压的功效。

特效食谱推荐

芹菜拌腐竹

平肝清热，降脂降压

材料 芹菜 150 克，水发腐竹 50 克。

调料 蒜末 5 克，盐 1 克，香油适量。

做法

1. 芹菜择洗干净，放入沸水中焯烫，捞出，沥干水分，切段；水发腐竹洗净，切段，用沸水快速焯烫，捞出，沥干水分。

2. 取小碗，加盐、蒜末、香油搅拌均匀，调成调味汁。

3. 取盘，放入芹菜段、腐竹段，淋上调味汁拌匀即可。

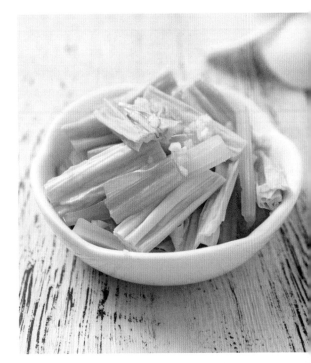

山楂粥

活血化瘀，调控血压

材料 大米 60 克，鲜山楂 40 克。

调料 冰糖 5 克。

做法

1. 鲜山楂洗净，去蒂，切开去核；大米淘洗干净，浸泡 30 分钟。

2. 锅内放入山楂和适量清水煎取浓汁，带山楂倒入汤锅中，再加适量清水烧开，下入大米煮至米粒熟烂，加冰糖煮至化开即可。

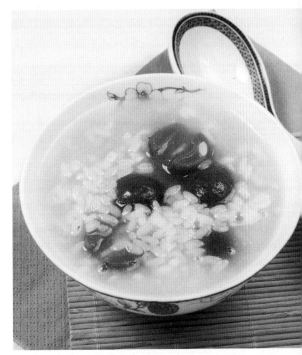

高脂血症

体湿使脾胃运转不畅

典型症状 头晕、犯困，面部黄褐色素瘤，短暂的视物模糊，健忘、指麻

主要危害 破坏血管内膜，导致动脉粥样硬化，继之形成斑块，日久可致血栓形成

脾失健运、痰浊内生就会导致血脂异常

中医认为，高脂血症的一个重要病因就是平时喜欢吃肥甘厚味的食物，导致脾失健运、水谷不化、痰浊内生而引发此病。所以，要从饮食控制高脂血症，就要减少脂肪和胆固醇的摄入量。

减少脂肪的摄入量，尽量不吃猪油、肥猪肉、黄油、肥羊、肥牛、肥鸭等食物；限制胆固醇的摄入量，每日胆固醇摄入量不超过300毫克，少吃动物内脏、蛋黄等富含胆固醇的食物。

降血脂特效食材

黑木耳	山楂	鲫鱼
滋阴活血 降血脂	活血化瘀	健脾胃 利尿降脂

艾灸足三里穴，增强脾胃功能

快速取穴： 位于小腿前外侧，外膝眼下3寸。

艾灸方法： 点燃艾条，对准足三里穴，距离皮肤1.5～3厘米处，温和施灸15～20分钟。

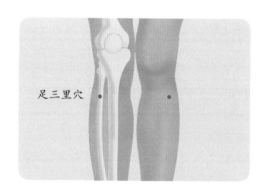

足三里穴

小偏方降血脂　山楂荷叶茶

将30克山楂洗净、切开，与4克荷叶一起放入茶杯，用沸水冲泡15分钟，即可代茶饮用。有降血脂、调整心血管功能的功效。

鲫鱼冬瓜汤

祛湿健脾，降血脂

材料 鲫鱼1条，冬瓜300克。

调料 盐、胡椒粉各3克，葱段、姜片、清汤、料酒各适量，香菜末少许。

做法

❶ 将鲫鱼刮鳞、除鳃、去内脏，洗净沥干；冬瓜去皮、去瓤，切成大片。

❷ 锅置火上，放油烧至六成热，放入鲫鱼煎至两面金黄出锅。

❸ 锅内留底油烧至六成热，放姜片、葱段煸香，放入鲫鱼、料酒，倒入适量清汤大火烧开，开锅后改小火焖煮至汤色乳白，加冬瓜煮熟后，加盐、胡椒粉，撒上香菜末即可。

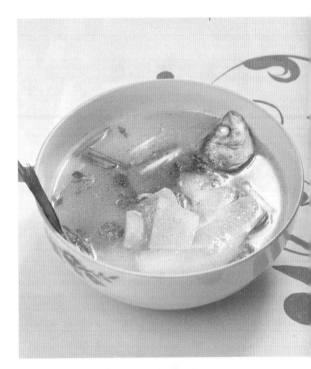

红薯玉米粥

预防血脂沉积

材料 红薯200克，玉米面100克。

做法

❶ 将红薯洗净后，去皮切成丁状备用；玉米面用水调成稀糊状。

❷ 将红薯丁倒入煮锅中，加入适量清水，用大火加热煮沸，煮沸后转小火煮20分钟，边煮边用勺子轻轻搅动，直至红薯丁软烂。

❸ 往红薯丁中加入玉米面糊，边加糊，边搅动，以使玉米面充分拌入红薯丁中，继续小火煮10分钟左右，至玉米面熟软与红薯丁充分混匀即可关火。

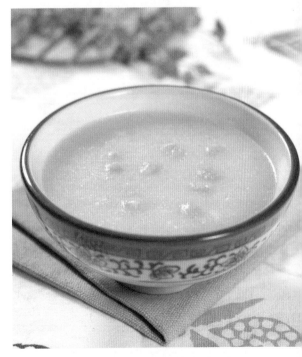

痛风

秽浊不除尿酸不降，痛风不减

典型症状 关节红、肿、热、痛，甚至影响活动
主要危害 痛风不控制对人体危害很大，可以损害到关节、肾脏，可以是心血管病危险因素

痛风的主要原因：脾虚为本，湿浊为标

中医认为，痛风主要是由于脾胃虚弱，再加上饮食不节制，更会损伤脾胃，使得脾胃运化失调，产生湿浊，外注皮肤、肌肉、关节，内留脏腑，从而引发痛风。调理痛风，以健脾祛湿、降尿酸为主要手段。

调理痛风特效食材

赤小豆
健脾去湿
利尿

茄子
活血消肿
祛风通络
清热止痛

黄瓜
除热、利湿
解毒

隔姜艾灸昆仑穴，降尿酸治痛风

快速取穴：内踝尖和跟腱之间的凹陷处。

艾灸方法：选择新鲜的老姜，切成 0.2～0.3 厘米厚的薄片，在姜上扎小孔。把姜放在昆仑穴上，将艾炷放置姜上，点燃艾炷，小心施灸。每次灸10～15 分钟。

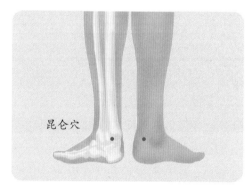

昆仑穴

小偏方改善痛风　**百合粳米粥**

先将 60 克百合拣杂，掰成瓣，洗净后，与淘洗干净的粳米 50 克同入砂锅。加水适量，大火煮沸后，改用小火煨煮至百合、粳米熟烂，粥黏稠即成。早晚分 2 次服用，适用于痛风急性发作期。

特效食谱推荐

赤小豆薏米糙米饭

健脾利尿，降尿酸

材料 糙米 80 克，薏米 50 克，赤小豆 40 克。

做法

❶ 薏米、糙米、赤小豆分别淘洗干净，用清水浸泡 2~3 小时。

❷ 把薏米、赤小豆和糙米一起倒入电饭锅中，倒入没过米面 2 个指腹的水，盖上锅盖，按下"蒸饭"键，蒸至电饭锅提示米饭蒸好即可。

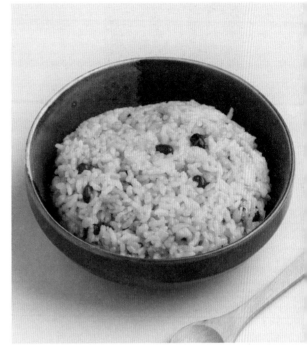

蒜泥茄子

活血消肿，缓解痛风引起的疼痛

材料 茄子 300 克，大蒜 35 克。

调料 盐 2 克，醋 5 克，香油适量。

做法

❶ 茄子洗净，对半切开；大蒜去皮，切末。

❷ 将茄子蒸 20 分钟，取出，晾凉。

❸ 将蒜末放茄子上，加盐、醋调匀，滴上香油即可。

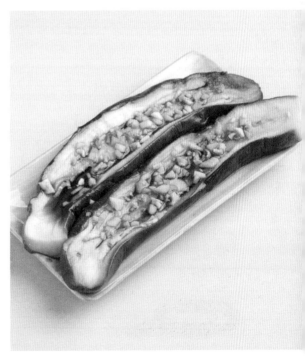

糖尿病

通过益气健脾可控制

典型症状 糖尿病是一种代谢疾病，临床上以高血糖为主要特点，可出现多尿、多饮、多食、消瘦等表现

主要危害 引起冠心病和脑血管病、导致动脉粥样硬化、引起视网膜病变等

糖尿病：从脾阴虚发展到脾气虚

因脾为太阴，乃三阴（足太阴脾经、足少阴肾经、足厥阴肝经）之长，故伤阴者也可伤及脾阴。随着病情的发展脾阴进一步亏虚，会造成脾气虚。

脾是主升清的，脾气虚，脾运化水液的功能减弱，就会导致清不升浊不降，部分精微物质随浊阴之气下流，导致患者出现多尿、尿有甜味。所以，糖尿病患者需要健脾益气。

调节血糖特效食材

黄豆	山药	苦瓜
平稳血糖 改善糖耐量	强健脾胃 补气	养血益气 补肾健脾

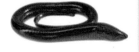

鳝鱼
双向调节血糖

按压脾俞穴，提高脾脏功能、促进胰岛素分泌

快速取穴： 在下背部，第11胸椎棘突下，后正中线旁开1.5寸。

推拿方法： 用拇指指腹按压脾俞穴1～3分钟，以有酸胀感为度。

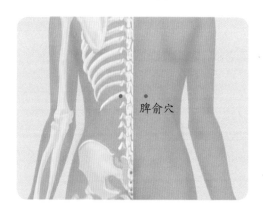

脾俞穴

小偏方降血糖　红薯叶煮冬瓜

将鲜红薯叶洗净，鲜冬瓜去瓤、切小块。锅置火上，倒入适量清水，待水沸腾倒入冬瓜块，煮至冬瓜块软烂放入红薯叶，待汤锅继续沸腾时起锅即可。每日1剂，时日不限，可用于调理糖尿病。

黄豆小米糊

改善糖耐量，平稳血糖

材料 黄豆、小米各 50 克。

做法

① 黄豆洗净，浸泡 4 小时；小米淘洗干净。

② 将黄豆和小米放入豆浆机中，加适量清水，按下"米糊"键，提示做好即可。

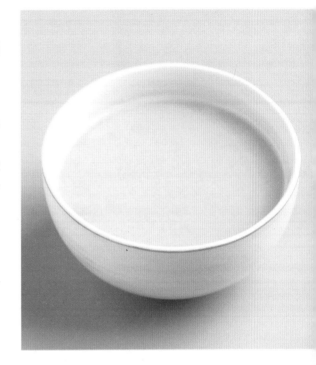

双耳焓苦瓜

补肾健脾，促进胰岛素分泌

材料 苦瓜 150 克，水发木耳、水发银耳各 100 克。

调料 葱花 3 克，盐 2 克。

做法

① 银耳和木耳洗净，撕成小朵，入沸水中焯透，捞出；苦瓜洗净，去蒂除子，切片，用沸水焯烫，过凉水；取盘，放入木耳、银耳和苦瓜片，加盐拌匀。

② 炒锅置火上，倒入适量植物油，待油烧至七成热，放入葱花炒香，关火，将油淋在木耳、银耳和苦瓜片上，拌匀即可。

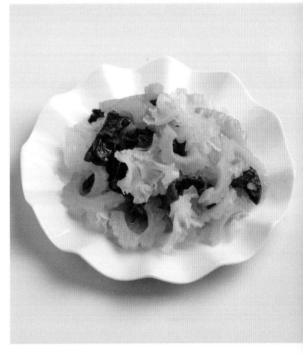

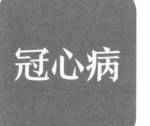

冠心病

寒冷时节易高发

典型症状 胸腔出现压榨性疼痛，并可迁延至颈、颌、手臂、后背及胃部。可伴有眩晕、气促、出汗、寒战、恶心及昏厥等，严重患者可因心力衰竭而死亡

主要危害 发病率、死亡率很高

为什么冬季是冠心病的高发季节

冠心病是由于某些因素导致冠状动脉粥样硬化、循环障碍，使心肌缺血、缺氧而引起的一种心脏病。中医属"胸痹""心痛""胸痛"范畴。寒冷的冬季对冠心病患者的影响很大，也因此，每年11月份至次年1月份是心脏病的高发季节，而北方冠心病的发病率也明显高于南方。低温刺激可引起体表小血管的痉挛收缩，动脉血管的收缩与舒张发生障碍，使血流速度缓慢，不能完成正常循环功能。为了进行功能补偿，心肌必须加强工作以维持正常血流速度，这势必加重心脏的负担。

调理冠心病特效食材

玉米
降低血清
胆固醇

红枣
补养心脾
宁血安神

三文鱼
降低血脂和
血清胆固醇

掐按内关穴，增强心脏功能

快速取穴： 一手握拳，腕掌侧突出的两筋之间，距腕横纹3指宽的位置即内关穴。

推拿方法： 用一只手的拇指，稍用力向下点压对侧手臂的内关穴后，保持压力不变，继而旋转揉动，以产生酸胀感为度。

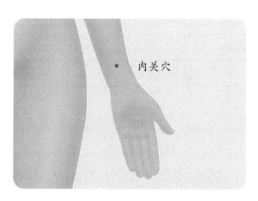

内关穴

小偏方护心脏　丹参绿茶

丹参3克，绿茶5克。两者一起放入杯中，冲入沸水闷泡3~5分钟后即可饮用。可活血化瘀、养护心脏。

特效食谱推荐

彩椒炒玉米

材料 嫩玉米粒 200 克，柿子椒、红甜椒各 40 克。

调料 葱花、盐各 3 克。

做法

❶ 玉米粒洗净；柿子椒、红甜椒洗净，去蒂除籽，切丁。

❷ 锅置火上，倒入植物油烧热，待油烧至七成热，放葱花炒香，倒入嫩玉米粒翻炒均匀，淋入适量清水烧至玉米粒熟透。

❸ 放入柿子椒丁、红甜椒丁翻炒均匀，用盐调味即可。

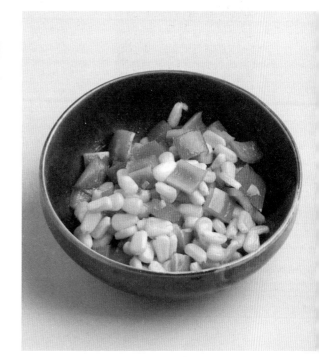

红枣蒸南瓜

材料 老南瓜 250 克，红枣 3~5 颗。

做法

❶ 老南瓜削去硬皮，去瓤，切成厚薄均匀的片；红枣泡发洗净。

❷ 南瓜片装入盘中，摆上红枣。

❸ 蒸锅上火，放入南瓜片和红枣，蒸约 30 分钟，至南瓜熟烂即可。

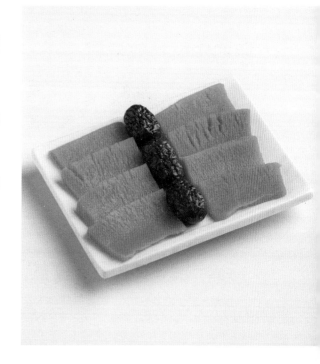

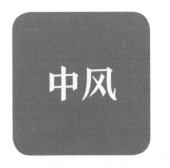

中风

血管受寒收缩是引发中风根由

典型症状 一侧肢体无力或麻木，一侧面部麻木或口角歪斜，说话不清或视力模糊或丧失等

主要危害 患者会因为脑中风而出现情绪失控，反应迟钝，行动障碍

寒气影响脑部血液供应，容易诱发中风

中风是一种中老年人的多发病，其发病与季节气候变化关系密切。《黄帝内经·素问·调经论》中说："寒独留，则血凝位，凝则脉不通。"因此，入冬骤然变冷，寒邪入侵，可影响血脉循行，极易引发中风。

推拿风府穴，预防风邪侵袭脑部

快速取穴：沿脊柱直上，入发后发际正中上一横指处即风府穴。

推拿方法：用食指或中指由上向下推拿风府处2~5分钟，按压时注意力度要适中。

防治中风特效食材

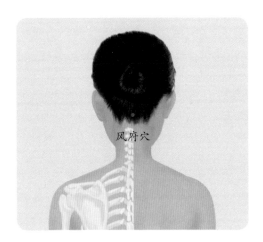

风府穴

金针菇	**山楂**	**香蕉**
高钾低钠 保护血管	活血化瘀 舒张血管	润肠通便 预防脑血管 意外

小偏方改善中风 **山楂红花茶**

山楂5克，红花3克。两者一起放入杯中，先倒入少许沸水冲洗后，再倒满沸水，加盖闷泡约10分钟即可。可以活血化瘀、稳定血压、降血脂。

薏米山药粥

活血暖体，保护血管

材料 薏米、大米各 80 克，山药 30 克。

做法

❶ 薏米、大米分别淘洗干净，薏米用水浸泡 4 小时，大米用水浸泡 30 分钟；山药洗净，去皮，切丁。

❷ 锅置火上，倒入适量清水烧开，放入薏米大火煮沸，加入山药丁、大米，转小火熬煮至山药及米粒熟烂即可。

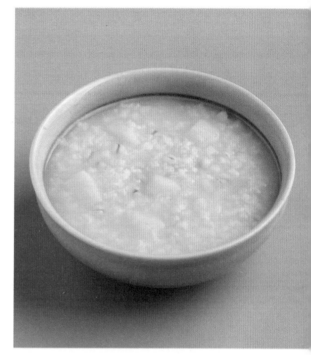

金针菇拌鸡丝

通便，保护血管

材料 金针菇 200 克，鸡胸肉 150 克。

调料 蒜末 3 克，香油、酱油各 2 克，醋 4 克，盐 1 克。

做法

❶ 将鸡胸肉洗净，入沸水中焯烫至熟，捞出过凉，撕成丝；金针菇洗净，入沸水中焯熟，捞出过凉，沥干水分。

❷ 将鸡丝、金针菇丝放入容器内，加入蒜末、酱油、香油、盐、醋拌匀即可。

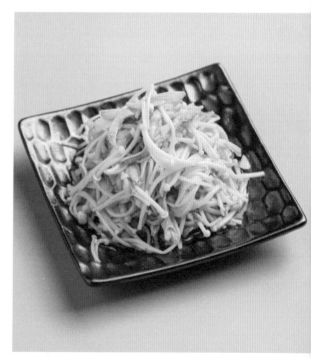

骨质疏松

补脏活血，壮筋骨

典型症状 腰背部疼痛；身长缩短、驼背
主要危害 骨质疏松的患者，如果长时间下去还可有呼吸困难，导致胸痛的风险

骨质疏松的原因主要是脏虚精亏

中医认为，"肾主骨，生髓"，因此，很多人都以为骨质疏松就是肾虚引起的，这种说法其实是不全面的。骨质疏松的发生，主要是脏虚精亏，导致脏腑功能的整体失调所致。

补筋壮骨特效食材

牛肉
强健脾肾
壮骨

鸽子
补肝肾
强壮骨骼

虾
补钙壮骨

按揉命门穴可强筋健骨

快速取穴： 命门穴位于腰部，当后正中线上，第2腰椎棘突下凹陷中。

艾灸方法： 用拇指按揉命门穴2~3分钟，每天坚持。

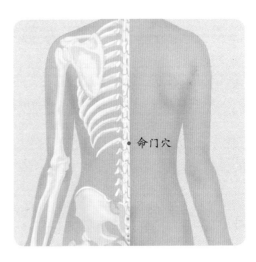

• 命门穴

🌿 小偏方改善骨质疏松　中药洗脚

将生川乌、宣木瓜、炒艾叶、五加皮、地龙、当归、丹皮、羌活、土鳖虫、伸筋草各30克用纱布包裹后，入盆中加冷水3 000毫升，置炉火上煎煮沸5分钟左右，将盆离火置地上，趁热熏蒸，待稍冷后（以不烫手为度）用药液浴洗双脚。每次熏洗1小时左右，每剂药可连用5~7日。

虾皮烧冬瓜

补钙壮骨

材料 虾皮 10 克，冬瓜 300 克。

调料 盐、植物油各适量。

做法

❶ 将冬瓜洗净，削皮，切成小块；虾皮用水稍洗一下，一是去除杂质，二是减少盐分。

❷ 锅内倒入适量油，待油烧热时，下冬瓜翻炒，待冬瓜变色后，加入虾皮和盐，略加清水，搅匀，盖上锅盖，大火煮沸后转小火烧透入味即可。

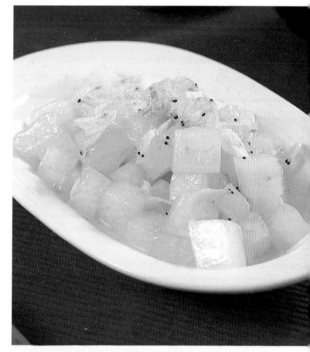

牛肉胡萝卜汤

补脾胃，强筋骨

材料 牛瘦肉 100 克，胡萝卜 200 克。

调料 料酒、大料、生姜片、盐、花椒各适量。

做法

❶ 将牛肉洗净，切成片；将胡萝卜洗净，削去皮，切成斜片。

❷ 牛肉用沸水略煮一下，撇去浮沫加入花椒、大料等，改用小火煨，至七成熟时，放入胡萝卜片，加入盐适量，煮熟即可。

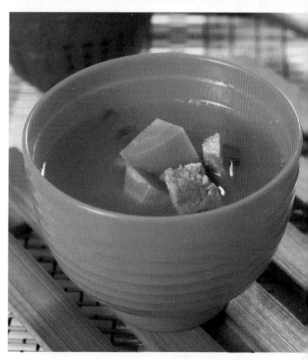

防风家用中药

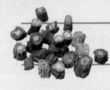

防风 祛风解表 解痉止痛

性味： 性微温，味辛，甘

归经： 归膀胱、肝、脾经

功效： 祛风解表、胜湿止痛、止痉定搐

适用人群： 用于感冒头痛、风湿痹痛、风疹瘙痒等患者

选购标准： 以条粗壮、皮细而紧、无毛头、断面有棕色环、中心色淡黄者为佳

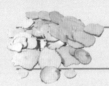

白芷 祛风除湿 通窍止痛

性味： 性温，味辛

归经： 归肺、大肠、胃经

功效： 祛风解表、散寒止痛、除湿通窍

适用人群： 风寒感冒、头痛、齿痛、鼻塞、赤白带下等患者

选购标准： 以独枝、条粗壮、体重、粉性足、香气浓者为佳

防寒家用中药

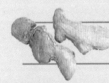

生姜 温中散寒 除湿发汗

性味： 性微温，味辛

归经： 归肺、脾、胃经

功效： 解表散寒，温中止呕

适用人群： 脾胃虚寒、恶心呕吐、食欲减退、感冒风寒等患者

选购标准： 以气香、味辣、质坚、外皮灰黄者为佳

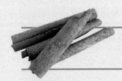

肉桂 补火助阳 散寒止痛

性味： 性热，味辛、甘

归经： 归肾、脾、心、肝经

功效： 补火助阳、散寒止痛、温通经脉

适用人群： 畏寒怕冷、胃寒冷痛、产后腹痛、腰膝冷痛、风寒湿性关节炎者

选购标准： 以皮细肉厚，外皮灰褐色，断面平整，油性大，香味浓者为佳

祛湿家用中药

白扁豆 健脾化湿 和中消暑

性味： 性微温，味甘

归经： 归脾、胃经

功效： 补脾胃，和中化湿，消暑解毒

适用人群： 脾胃虚弱、食欲缺乏、大便溏泻、胸闷腹胀者

选购标准： 以粒大、饱满、色白者为佳

茯苓 利水渗湿 宁心健脾

性味： 性平，味甘、淡

归经： 归心、肺、脾、肾经

功效： 渗湿利尿，健脾和胃，宁心安神

适用人群： 脾虚食少、泄泻便溏、心神不宁者

选购标准： 以体重结实、外皮色泽褐、无裂隙、断面洁白而细腻者为佳

防暑家用中药

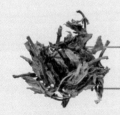

荷叶 消暑化湿 凉血止血

性味： 性平，味甘

归经： 归肝、脾、胃经

功效： 消暑利湿，凉血止血

适用人群： 暑热烦渴、头痛眩晕、食少腹胀者

选购标准： 以叶大、整洁、色绿者为佳

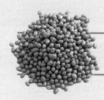

绿豆 清热解毒 消暑

性味： 性寒，味甘

归经： 归心、胃经

功效： 清热解毒，解暑，利水

适用人群： 热性体质及易患疮毒者

选购标准： 新鲜绿豆颗粒饱满、颜色鲜艳为佳

润燥家用中药

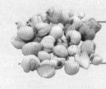

川贝　清热润肺　止咳化痰

性味： 性微寒，味苦、甘

归经： 归肺、胃二经

功效： 清热化痰，止咳润肺，散结消肿

适用人群： 适宜肺热燥咳、干咳少痰、阴虚劳嗽、虚劳咳嗽者

选购标准： 以质坚实、色白者为佳

枇杷叶　清肺祛痰　和胃降逆

性味： 性微寒，味苦

归经： 归肺、胃经

功效： 清肺止咳，和胃降逆，止呕

适用人群： 口干消渴、肺热咳嗽、痰多色黄者

选购标准： 应以叶大、色灰绿、不破损者为佳

清火家用中药

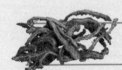

黄连　清热燥湿　泻火解毒

性味： 性寒，味苦

归经： 归心、脾、胃、肝、胆、大肠经

功效： 清热燥湿，解毒泻火

适用人群： 湿热内蕴、肠胃湿热、呕吐、口渴烦躁者

选购标准： 以干燥、条细、节多、须根少、色黄者为佳品

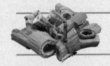

芦根　清热泻火　生津止渴

性味： 性寒，味甘

归经： 归肺经、胃经

功效： 清热泻火，生津止渴，除烦止呕

适用人群： 热病烦渴、胃热呕吐、肺热咳嗽者

选购标准： 以条粗均匀、色黄白、有光泽、无须者为佳